2023
中国卫生健康统计提要

CHINA HEALTH STATISTICAL DIGEST

国家卫生健康委员会 编

National Health Commission

中国协和医科大学出版社

北 京

图书在版编目（CIP）数据

2023中国卫生健康统计提要／国家卫生健康委员会编. —北京：中国协和医科大学出版社，2023.6

ISBN 978-7-5679-2201-3

Ⅰ. ①2⋯ Ⅱ. ①国⋯ Ⅲ. ①卫生统计—统计资料—中国—2023 Ⅳ. ①R195.1

中国国家版本馆CIP数据核字（2023）第084101号

2023中国卫生健康统计提要

编　　者：国家卫生健康委员会
策　　划：杨　帆
责任编辑：高淑英
封面设计：许晓晨
责任校对：张　麓
责任印制：张　岱

出版发行：**中国协和医科大学出版社**
　　　　　（北京市东城区东单三条9号　邮编100730　电话010-65260431）
网　　址：www.pumcp.com
经　　销：新华书店总店北京发行所
印　　刷：三河市龙大印装有限公司

开　　本：850mm×1168mm　　1/32
印　　张：6
字　　数：140千字
版　　次：2023年6月第1版
印　　次：2023年6月第1次印刷
定　　价：42.00元

ISBN 978-7-5679-2201-3

《2023中国卫生健康统计提要》
编辑部

主　　任：吴士勇
副 主 任：张耀光
责任编辑：王晓旭　蔡　玥　武瑞仙　王　帅　陈俐锦
编辑人员（按姓氏笔画排序）：

万　泉	王　晖	王金玲	王黎君	付　婷
朱　军	刘建蒙	刘韫宁	刘德喜	齐金蕾
孙守红	李　红	李宏田	宋　歌	张伟力
赵　增	蒋长兴	程婉秋	焦振泉	裘　洁
蔡　敏	廖海江			

2023 China Health Statistical Digest
Editorial Department

Director: Wu Shiyong

Associate Director: Zhang Yaoguang

Coordinators: Wang Xiaoxu, Cai Yue, Wu Ruixian, Wang Shuai, Chen Lijin

Editorial Staff (In order of last name strokes) :

Wan Quan, Wang Hui, Wang Jinling, Wang Lijun, Fu Ting,

Zhu Jun, Liu Jianmeng, Liu Yunning, Liu Dexi, Qi Jinlei,

Sun Shouhong, Li Hong, Li Hongtian, Song Ge, Zhang Weili,

Zhao Zeng, Jiang Changxing, Cheng Wanqiu, Jiao Zhenquan, Qiu Jie,

Cai Min, Liao Haijiang

编者说明

一、2022年部分数据为初步统计数，调整数见《中国卫生健康统计年鉴（2023）》。

二、全国性统计指标均未包括香港、澳门特别行政区和台湾省数据。

三、本资料数据主要来源于统计年报和抽样调查。香港、澳门特别行政区和台湾省数据及附录摘自《中国统计年鉴》和《世界卫生统计》。

四、指标解释

（一）医疗卫生机构包括医院、基层医疗卫生机构、专业公共卫生机构和其他机构。

（二）医院包括综合医院、中医医院、中西医结合医院、民族医院、各类专科医院和护理院，不包括专科疾病防治院、妇幼保健院和疗养院。医院可分为公立医院和民营医院。

1．公立医院指经济类型为国有和集体办的医院。

2．民营医院指公立医院以外的其他医院，包括联营、股份合作、私营、台港澳投资和外国投资等医院。

（三）基层医疗卫生机构包括社区卫生服务中心（站）、乡镇（街道）卫生院、村卫生室、门诊部、诊所（医务室），可分为政府办基层医疗卫生机构和非政府办基层医疗卫生机构。政府办基层医疗卫生机构包括政府举办的社区卫生服务中心（站）、乡镇（街道）卫生院。

（四）专业公共卫生机构包括疾病预防控制中心、专科疾病防治机构、健康教育机构、妇幼保健机构、急救中心（站）、采供血机构、卫生监督机构、计划生育技术服务机构。

（五）东部地区包括北京、天津、河北、辽宁、上海、江苏、浙江、福建、山东、广东、海南11个省（直辖市），中部地区包括黑龙江、吉林、山西、安徽、江西、河南、湖北、湖南8个省，西部地区包括内蒙古、广西、重庆、四川、贵州、云南、西藏、陕西、甘肃、青海、宁夏、新疆12个省（自治区、直辖市）。

（六）城市包括直辖市和地级市辖区。农村包括县及县级市。

五、"—"表示无数字，"…"表示数字不详，"#"表示其中项。

六、本书各表中存在因四舍五入导致的总计与分项之和有微小差异。

七、本资料在编辑过程中，得到了国家卫生健康委相关司局、国家疾控局相关司局以及各省（自治区、直辖市）卫生健康委统计机构的大力支持，卫生健康统计数据质量控制工作组的部分成员参与了数据审核和修订，在此一并表示感谢。

国家卫生健康委统计信息中心

2023年6月

Editor's Note

I. Due to time limit, some data for 2022 are preliminary statistics. The adjusted data will be in "China Health Statistical Yearbook 2023".

II. National data in this book do not include that of Hong Kong Special Administrative Region, Macao Special Administrative Region, and Taiwan Province.

III. Major data are obtained from annual statistical reports and sample surveys. Appendix and data of Hong Kong Special Administrative Region, Macao Special Administrative Region and Taiwan Province are collected from China Statistical Yearbook and World Health Statistics.

IV. Notes on Main Statistical Indicators

1. Health care institutions include hospitals, grass-roots health care institutions, specialized public health institutions, and other health care institutions.

2. Hospitals include general hospitals, TCM (Traditional Chinese Medicine) hospitals, hospitals of Integrated Chinese and Western Medicine, hospitals of traditional ethnic medicine, various specialized hospitals and nursing homes, do not include specialized disease prevention and treatment institutions, MCH institutions and sanatoriums. Hospitals can be classified into public hospitals and non-public hospitals.

(1) Public hospitals refer to state-owned and collective-owned hospitals.

(2) Non-public hospitals refer to hospitals domestic-funded by ownerships of joint, cooperative, private, and all other hospitals funded by Hong Kong, Macao, Taiwan, and foreign countries.

3. Grass-roots health care institutions include community health centers (stations), township (sub-district) health centers, village clinics, outpatient departments, and clinics. Government-run grass-roots health care institutions include government-run community health centers (stations), and township (sub-

1

district) health centers.

4. Specialized public health institutions include CDC, specialized disease prevention and treatment institutions, health education institutions, MCH institutions, emergency centers and first-aid stations, blood gathering and supplying institutions, health inspection institutions, and centers for family planning technical services .

5. Eastern region includes 11 provinces (municipalities): Beijing, Tianjin, Hebei, Liaoning, Shanghai, Jiangsu, Zhejiang, Fujian, Shandong, Guangdong and Hainan; Central region includes 8 provinces: Shanxi, Jilin, Heilongjiang, Anhui, Jiangxi, Henan, Hubei, and Hunan; Western region includes 12 provinces (autonomous regions/municipalities): Inner Mongolia, Guangxi, Chongqing, Sichuan, Guizhou, Yunnan, Tibet, Shaanxi, Gansu, Qinghai, Ningxia and Xinjiang.

6. Urban area refers to municipalities and prefecture level cities; rural area refers to counties and county-level cities.

Ⅴ. Use of Symbols: "—" indicates no figure; "⋯" indicates data not available; "#" indicates the major items of the total.

Ⅵ. There are slight differences between the total and the sum of sub-items in the tables of this book due to rounding.

Ⅶ. The relevant departments of the National Health Commission and National Bureau of Disease Control and Prevention, the health commissions of provinces (autonomous regions/municipalities) and their statistical agencies strongly supported data collection and cleaning. Some Members of the Health Statistics Quality Control Working Group participated in data review and revision.

Center for Health Statistics and Information
National Health Commission, P.R.China
June, 2023

2

目　　录
Contents

1

二、公共卫生服务

Public Health Services

三、医疗服务

Health Services

四、基层卫生服务

Grass-roots Health Care Services

五、中医药服务

Traditional Chinese Medicine Services

六、药品供应保障

Drug Supply and Support

七、基本医疗保障
Basic Medical Security

八、卫生资源
Health Resources

9

附录A: 香港和澳门特别行政区与台湾省卫生状况

Appendix A: Health Status of Hong Kong, Macao Special Administrative Region and Taiwan Province

附录B: 主要国家卫生状况

Appendix B: Health Status of Main Countries

附录C: 我国主要人口与社会经济指标

Appendix C: Main Indicators of Population, Society and Economy of China

一、居民健康状况

Health Status of Population

人均预期寿命
Life Expectancy at Birth

单位：岁

年份 Year	资料来源 Data Source	合计 Total	男 Male	女 Female
2000	全国第五次人口普查 The 5th National Population Census of the P.R.C.	71.4	69.6	73.3
2005	人口变动情况抽样调查 The Sample Survey of Population Changes	73.0	71.0	74.0
2010	全国第六次人口普查 The 6th National Population Census of the P.R.C.	74.8	72.4	77.4
2015	人口变动情况抽样调查 The Sample Survey of Population Changes	76.3	73.6	79.4
2018	生命登记及人口普查 The Vital Registration and Population Registration System	77.0	—	—
2019	生命登记及人口普查 The Vital Registration and Population Registration System	77.3	—	—
2020	全国第七次人口普查 The 7th National Population Census of the P.R.C.	77.93	75.37	80.88
2021	生命登记及人口普查 The Vital Registration and Population Registration System	78.2	—	—

注：2018 年、2019 年、2021 年人均预期寿命系根据生命登记及人口抽样调查数据估算。

Note: 2018，2019 and 2021 life expectancy was estimated according to vital registration and national census.

人口出生率、死亡率和自然增长率
Birth Rate, Death Rate and Natural Increase Rate

单位：‰

年份 Year	出生率 Birth Rate	死亡率 Death Rate	自然增长率 Natural Increase Rate
2000	14.03	6.45	7.58
2005	12.40	6.51	5.89
2010	11.90	7.11	4.79
2014	13.83	7.12	6.71
2015	11.99	7.07	4.93
2017	12.64	7.06	5.58
2018	10.86	7.08	3.78
2019	10.41	7.09	3.32
2020	8.52	7.07	1.45
2021	7.52	7.18	0.34
2022	6.77	7.37	−0.60

资料来源：《中国统计年鉴》、2022 年国民经济和社会发展统计公报。

Source: *China Statistical Yearbook*. Statistical Bulletin on National Economic and Social Development in 2022.

各地区人均预期寿命、出生率和死亡率
Life Expectancy at Birth, Birth Rate and Death Rate by Region

地　区 Region		人均预期寿命 / 岁 Life Expectancy at Birth/Years			出生率 /‰ Birth Rate/‰		死亡率 /‰ Death Rate/‰	
		2010	2020	2021	2020	2021	2020	2021
总　计	**Total**	**74.83**	**77.93**	**78.2**	**8.52**	**7.52**	**7.07**	**7.18**
北　京	Beijing	80.18	82.49	82.7	6.99	6.35	5.19	5.39
天　津	Tianjin	78.89	81.30	81.5	5.99	5.30	5.92	6.23
河　北	Hebei	74.97	77.75	78.0	8.16	7.15	7.22	7.58
山　西	Shanxi	74.92	77.91	78.2	8.26	7.06	7.02	7.32
内蒙古	Inner Mongolia	74.44	77.56	77.8	7.20	6.26	7.30	7.54
辽　宁	Liaoning	76.38	78.68	78.9	5.16	4.71	8.59	8.89
吉　林	Jilin	76.18	78.41	78.6	4.84	4.70	7.81	8.08
黑龙江	Heilongjiang	75.98	78.25	78.5	3.75	3.59	8.23	8.70
上　海	Shanghai	80.26	82.55	82.8	5.02	4.67	5.58	5.59
江　苏	Jiangsu	76.63	79.32	79.7	6.65	5.65	6.49	6.77
浙　江	Zhejiang	77.73	80.19	80.4	7.13	6.90	6.56	5.90
安　徽	Anhui	75.08	77.96	78.2	9.45	8.05	7.96	8.00
福　建	Fujian	75.76	78.49	78.8	9.21	8.26	6.24	6.28
江　西	Jiangxi	74.33	77.64	77.8	9.48	8.34	6.61	6.71
山　东	Shandong	76.46	79.18	79.5	8.56	7.38	7.25	7.36

资料来源：2010 年、2020 年来自《中国统计年鉴》，系第六、第七次人口普查数。2021 年为国家卫生健康委与国家统计局联合测算发布。

Source: 2010、2020 were from *China Statistical Yearbook*. Based on the results of the 6th and 7th censuses of China. 2021 were Joint calculation and release by the National Health Commission and the National Bureau of Statistics.

地　区 Region		人均预期寿命 / 岁 Life Expectancy at Birth/Years			出生率 /‰ Birth Rate/‰		死亡率 /‰ Death Rate/‰	
		2010	2020	2021	2020	2021	2020	2021
河　南	Henan	74.57	77.60	77.8	9.24	8.00	7.15	7.36
湖　北	Hubei	74.87	78.00	78.2	8.28	6.98	7.67	7.86
湖　南	Hunan	74.70	77.88	78.2	8.53	7.13	7.92	8.28
广　东	Guangdong	76.49	79.31	79.6	10.28	9.35	4.70	4.83
广　西	Guangxi	75.11	78.06	78.3	11.36	9.68	6.46	6.80
海　南	Hainan	76.30	79.05	79.5	10.36	9.74	5.85	6.01
重　庆	Chongqing	75.70	78.56	78.8	7.47	6.49	7.70	8.04
四　川	Sichuan	74.75	77.79	78.0	7.60	6.85	8.48	8.74
贵　州	Guizhou	71.10	75.20	75.5	13.70	12.17	7.17	7.19
云　南	Yunnan	69.54	74.02	74.4	10.96	9.35	7.92	8.12
西　藏	Tibet	68.17	72.19	72.5	13.96	14.17	5.37	5.47
陕　西	Shaanxi	74.68	77.80	78.1	8.95	7.89	7.11	7.38
甘　肃	Gansu	72.23	75.64	75.8	10.55	9.68	7.91	8.26
青　海	Qinghai	69.96	73.96	74.3	11.43	11.22	6.65	6.91
宁　夏	Ningxia	73.38	76.58	76.9	11.59	11.62	5.88	6.09
新　疆	Xinjiang	72.35	75.65	76.0	6.94	6.16	5.46	5.60

监测地区孕产妇及 5 岁以下儿童死亡率
Maternal and Under-five Mortality in Surveillance Region

指标 Indicator	2015	2019	2020	2021	2022
孕产妇死亡率 /（1/10 万） **Maternal Mortality Rate/** **Per 100 000 Live Births**	**20.1**	**17.8**	**16.9**	**16.1**	**15.7**
城市　Urban	19.8	16.5	14.1	15.4	14.3
农村　Rural	20.2	18.6	18.5	16.5	16.6
5 岁以下儿童死亡率 /‰ **Under 5 Mortality Rate/** **Per 1000 Live Births**	**10.7**	**7.8**	**7.5**	**7.1**	**6.8**
城市　Urban	5.8	4.1	4.4	4.1	4.2
农村　Rural	12.9	9.4	8.9	8.5	8.0
婴儿死亡率 /‰ **Infant Mortality Rate/** **Per 1000 Live Births**	**8.1**	**5.6**	**5.4**	**5.0**	**4.9**
城市　Urban	4.7	3.4	3.6	3.2	3.1
农村　Rural	9.6	6.6	6.2	5.8	5.7
新生儿死亡率 /‰ **Neonatal Mortality Rate/** **Per 1000 Live Births**	**5.4**	**3.5**	**3.4**	**3.1**	**3.1**
城市　Urban	3.3	2.0	2.1	1.9	1.8
农村　Rural	6.4	4.1	3.8	3.6	3.6

补充资料：新中国成立前孕产妇死亡率为 1500/10 万。
Note: Maternal mortality rate prior to 1949 was 1500 per 10 0000 live births.

监测地区孕产妇死亡原因（2022 年）
Leading Causes of Maternal Mortality in Surveillance Region (2022)

疾病名称 Diseases	合计 Total			城市 Urban			农村 Rural		
	位次 Rank	孕产妇死亡率（1/100000）Maternal Mortality Rate（1/100000）	构成／% Percentage/%	位次 Rank	孕产妇死亡率（1/100000）Maternal Mortality Rate（1/100000）	构成／% Percentage/%	位次 Rank	孕产妇死亡率（1/100000）Maternal Mortality Rate（1/100000）	构成／% Percentage/%
总计 Total									
产科出血 Obstetrics Hemorrhage	1	4.7	29.9	1	4.1	28.9	1	5.0	30.4
心脏病 Heart Disease	并列 2	1.3	8.5	并列 3	1.1	7.9	并列 2	1.5	8.9
妊娠期高血压疾病 Pregnancy-Induced Hypertention	并列 2	1.3	8.5	并列 3	1.1	7.9	并列 2	1.5	8.9
静脉血栓形成及肺栓塞症 Plumonary Embolism in Pregnancy	并列 3	1.2	7.7	4	0.8	5.3	并列 2	1.5	8.9
羊水栓塞 Amniotic Fluid Embolism	并列 3	1.2	7.7	2	1.5	10.5	3	1.1	6.3
肝病 Liver Disease	4	0.5	3.4	并列 5	0.4	2.6	4	0.6	3.8
癫痫 Epilepsy	5	0.4	2.6	并列 5	0.4	2.6	并列 5	0.4	2.5

7

部分地区居民前十位疾病死亡专率及死因构成（2021 年）
Mortality Rate of 10 Main Diseases in Certain Region (2021)

顺位 Rank	城市 Urban			农村 Rural		
	死亡原因 Causes （ICD-10）	死亡专率 （1/100000） Mortality Rate （1/100000）	构成 / % Percen- tage/%	死亡原因 Causes （ICD-10）	死亡专率 （1/100000） Mortality Rate （1/100000）	构成 / % Percen- tage/%
1	心脏病 Heart Disease	165.37	25.64	心脏病 Heart Disease	188.19	25.37
2	恶性肿瘤 Malignant Tumors	158.70	24.61	脑血管病 Cerebrovascular Disease	175.01	23.60
3	脑血管病 Cerebrovascular Disease	140.02	21.71	恶性肿瘤 Malignant Tumors	166.55	22.46
4	呼吸系统疾病 Diseases of the Respiratory System	54.49	8.45	呼吸系统疾病 Diseases of the Respiratory System	65.23	8.80
5	损伤和中毒 Injury and Poisoning	35.22	5.46	损伤和中毒 Injury and Poisoning	52.92	7.13
6	内分泌营养和代谢病 Endocrine,Nutritional and Metabolic Diseases	24.15	3.74	内分泌营养和代谢病 Endocrine,Nutritional and Metabolic Diseases	21.02	2.83
7	消化系统疾病 Diseases of the Digestive System	15.41	2.39	消化系统疾病 Diseases of the Digestive System	15.96	2.15
8	神经系统疾病 Diseases of the Nervous System	9.44	1.46	神经系统疾病 Diseases of the Nervous System	10.19	1.37
9	泌尿生殖系统疾病 Diseases of the Genitourinary System	6.75	1.05	泌尿生殖系统疾病 Diseases of the Genitourinary System	7.86	1.06
10	传染病 Infectious Disease	5.30	0.82	传染病 Infectious Disease	6.54	0.88
	十种死因合计　Total		95.33	十种死因合计　Total		95.66

注：①本表系 605 个死因监测点初步结果。②农村包括县及县级市。下表同。
Note: ① Data in this table are preliminary results from the 605 monitoring sites. ② Rural area includes counties and county-level cities.The same for the next table.

部分地区男性居民前十位疾病死亡专率及死因构成（2021 年）
Mortality Rate of Male Residents of 10 Main Diseases in Certain Region (2021)

顺位 Rank	城市男性　Urban-Male			农村男性　Rural-Male		
	死亡原因 Causes （ICD-10）	死亡专率 （1/100000） Mortality Rate （1/100000）	构成 / % Percen- tage/%	死亡原因 Causes （ICD-10）	死亡专率 （1/100000） Mortality Rate （1/100000）	构成 / % Percen- tage/%
1	恶性肿瘤 Malignant Tumors	200.10	27.20	恶性肿瘤 Malignant Tumors	212.47	25.28
2	心脏病 Heart Disease	171.26	23.28	脑血管病 Cerebrovascular Disease	191.89	22.83
3	脑血管病 Cerebrovascular Disease	155.32	21.11	心脏病 Heart Disease	191.75	22.81
4	呼吸系统疾病 Diseases of the Respiratory System	67.30	9.15	呼吸系统疾病 Diseases of the Respiratory System	77.66	9.24
5	损伤和中毒 Injury and Poisoning	42.93	5.83	损伤和中毒 Injury and Poisoning	66.51	7.91
6	内分泌营养和代谢病 Endocrine,Nutritional and Metabolic Diseases	24.31	3.30	消化系统疾病 Diseases of the Digestive System	20.18	2.40
7	消化系统疾病 Diseases of the Digestive System	18.76	2.55	内分泌营养和代谢病 Endocrine,Nutritional and Metabolic Diseases	19.37	2.30
8	神经系统疾病 Diseases of the Nervous System	9.36	1.27	神经系统疾病 Diseases of the Nervous System	9.74	1.16
9	泌尿生殖系统疾病 Diseases of the Genitourinary System	7.94	1.08	泌尿生殖系统疾病 Diseases of the Genitourinary System	9.34	1.11
10	传染病 Infectious Disease	7.36	1.00	传染病 Infectious Disease	8.98	1.07
	十种死因合计　Total		95.77	十种死因合计　Total		96.12

部分地区女性居民前十位疾病死亡专率及死因构成（2021年）
Mortality Rate of Female Residents of 10 Main Diseases in Certain Region (2021)

顺位 Rank	城市女性 Urban-Female			农村女性 Rural-Female		
	死亡原因 Causes （ICD-10）	死亡专率 （1/100000） Mortality Rate （1/100000）	构成/% Percen-tage/%	死亡原因 Causes （ICD-10）	死亡专率 （1/100000） Mortality Rate （1/100000）	构成/% Percen-tage/%
1	心脏病 Heart Disease	159.40	28.83	心脏病 Heart Disease	184.47	28.88
2	脑血管病 Cerebrovascular Disease	124.52	22.52	脑血管病 Cerebrovascular Disease	157.43	24.65
3	恶性肿瘤 Malignant Tumors	116.76	21.11	恶性肿瘤 Malignant Tumors	118.70	18.58
4	呼吸系统疾病 Diseases of the Respiratory System	41.51	7.51	呼吸系统疾病 Diseases of the Respiratory System	52.28	8.18
5	损伤和中毒 Injury and Poisoning	27.41	4.96	损伤和中毒 Injury and Poisoning	38.76	6.07
6	内分泌营养和代谢病 Endocrine,Nutritional and Metabolic Diseases	23.99	4.34	内分泌营养和代谢病 Endocrine,Nutritional and Metabolic Diseases	22.75	3.56
7	消化系统疾病 Diseases of the Digestive System	12.01	2.17	消化系统疾病 Diseases of the Digestive System	11.57	1.81
8	神经系统疾病 Diseases of the Nervous System	9.53	1.72	神经系统疾病 Diseases of the Nervous System	10.66	1.67
9	泌尿生殖系统疾病 Diseases of the Genitourinary System	5.56	1.00	泌尿生殖系统疾病 Diseases of the Genitourinary System	6.32	0.99
10	精神障碍 Mental Disorder	3.84	0.70	传染病 Infectious Disease	4.00	0.63
	十种死因合计 Total		94.85	十种死因合计 Total		95.02

10

甲乙类传染病报告发病及死亡数（2022 年）

Number of Reported Cases and Deaths of Infectious Diseases (2022)

疾病名称 Diseases	发病例数 Number of Cases	死亡人数 Number of Deaths
总计　Total	**2431346**	**21834**
鼠疫　Plague	2	1
霍乱　Cholera	31	0
传染性非典型肺炎　SARS	0	0
艾滋病　AIDS	52058	18885
病毒性肝炎　Viral Hepatitis	1105865	543
脊髓灰质炎　Poliomyelitis	0	0
人感染高致病性禽流感　HpAI	1	0
麻疹　Measles	552	0
流行性出血热　Hemorrhage Fever	5218	34
狂犬病　Hydrophobia	133	118
流行性乙型脑炎　Encephalitis B	146	3
登革热　Dengue Fever	547	0
炭疽　Anthrax	349	2
细菌性和阿米巴性痢疾　Dysentery	35951	1
肺结核　Pulmonary Tuberculosis	560847	2205
伤寒和副伤寒　Typhoid and Paratyphoid Fever	5829	2
流行性脑脊髓膜炎　Epidemic Encephalitis	59	5
百日咳　Pertussis	38295	2
白喉　Diphtheria	0	0
新生儿破伤风　Neonatal Tetanus	19	1
猩红热　Scarlet Fever	20794	0
布鲁氏菌病　Brucellosis	66138	0
淋病　Gonorrhea	96313	1
梅毒　Syphilis	441159	23
钩端螺旋体病　Leptospirosis	190	2
血吸虫病　Schistosomiasis	30	0
疟疾　Malaria	820	6
人感染 H7N9 禽流感　Avian influenza A（H7N9）	0	0

注：鼠疫和霍乱为甲类传染病,其余为乙类传染病。传染性非典型肺炎、炭疽为乙类传染病甲类管理。总计中不含新型冠状病毒感染,下表同。

Note: Plague and cholera are A class infectious diseases, and the rest are B class infectious diseases. SARS and anthrax are classified as class B infectious diseases under class A management. Total does not include Covid-19. The same for the next table.

甲乙类传染病报告发病率及死亡率（2022年）
Reported Morbidity and Mortality Rates of Infectious Diseases (2022)

疾病名称 Diseases	发病率 （1/100000） Morbidity Rate （1/100000）	死亡率 （1/100000） Mortality Rate （1/100000）
总计　Total	**172.36**	**1.55**
鼠疫　Plague	0.00	0.00
霍乱　Cholera	0.00	0.00
传染性非典型肺炎　SARS	0.00	0.00
艾滋病　AIDS	3.69	1.34
病毒性肝炎　Viral Hepatitis	78.40	0.04
脊髓灰质炎　Poliomyelitis	0.00	0.00
人感染高致病性禽流感　HpAI	0.00	0.00
麻疹　Measles	0.04	0.00
流行性出血热　Hemorrhage Fever	0.37	0.00
狂犬病　Hydrophobia	0.01	0.01
流行性乙型脑炎　Encephalitis B	0.01	0.00
登革热　Dengue Fever	0.04	0.00
炭疽　Anthrax	0.02	0.00
细菌性和阿米巴性痢疾　Dysentery	2.55	0.00
肺结核　Pulmonary Tuberculosis	39.76	0.16
伤寒和副伤寒　Typhoid and Paratyphoid Fever	0.41	0.00
流行性脑脊髓膜炎　Epidemic Encephalitis	0.00	0.00
百日咳　Pertussis	2.71	0.00
白喉　Diphtheria	0.00	0.00
新生儿破伤风　Neonatal Tetanus	0.00	0.00
猩红热　Scarlet Fever	1.47	0.00
布鲁氏菌病　Brucellosis	4.69	0.00
淋病　Gonorrhea	6.83	0.00
梅毒　Syphilis	31.27	0.00
钩端螺旋体病　Leptospirosis	0.01	0.00
血吸虫病　Schistosomiasis	0.00	0.00
疟疾　Malaria	0.06	0.00
人感染H7N9禽流感　Avian Influenza A(H7N9)	0.00	0.00

注：新生儿破伤风发病率和死亡率单位为‰。
Note: Figures of morbidity and mortality rates of neonatal tetanus are culculated per 1000 population aged 1 year.

12

6～17岁儿童、青少年身体发育情况（城市）

6～17 Years Old Physical Development of Children and Adolescents (Urban)

年龄 / 岁 Age/Year	男性 Male				女性 Female			
	平均体重 / 千克 Mean of Weight/ kg		平均身高 / 厘米 Mean of Height/ cm		平均体重 / 千克 Mean of Weight/ kg		平均身高 / 厘米 Mean of Height/ cm	
	2012	2017	2012	2017	2012	2017	2012	2017
6	24.6	24.2	122.1	122.2	23.3	22.9	120.6	121.4
7	26.2	26.8	126.0	126.9	24.5	24.9	124.4	125.6
8	29.7	30.1	131.4	132.1	28.0	28.3	130.5	131.0
9	33.1	34.0	136.1	138.2	31.4	31.8	136.0	137.8
10	37.3	37.7	141.7	143.2	34.5	36.2	141.4	144.3
11	41.8	43.4	147.5	149.9	36.7	41.4	148.5	150.5
12	45.2	48.0	153.3	156.1	43.9	46.2	152.8	155.6
13	50.6	55.7	160.0	163.5	47.5	49.1	156.6	158.7
14	56.2	56.7	165.6	166.3	50.5	50.8	158.6	158.3
15	57.7	63.0	167.7	171.3	51.5	54.1	158.8	160.2
16	60.4	64.6	170.1	172.3	52.9	54.3	159.6	160.3
17	61.7	64.7	171.0	173.2	52.7	52.8	159.3	160.1

资料来源：《中国居民营养与慢性病状况报告（2020）》，下表同。
Source: *Report on the status of nutrition and chronic diseases of China* （2020），the same for the next table.

6～17岁儿童、青少年身体发育情况（农村）

6～17 Years Old Physical Development of Children and Adolescents (Rural)

年龄／岁 Age/Year	男性 Male				女性 Female			
	平均体重／千克 Mean of Weight/ kg		平均身高／厘米 Mean of Height/ cm		平均体重／千克 Mean of Weight/ kg		平均身高／厘米 Mean of Height/ cm	
	2012	2017	2012	2017	2012	2017	2012	2017
6	22.4	23.1	118.4	120.8	21.6	21.7	117.5	119.5
7	24.9	24.6	123.9	124.1	23.7	23.3	122.6	122.8
8	27.4	28.1	128.7	130.1	26.6	26.3	128.0	128.4
9	30.8	30.8	133.3	134.1	29.0	29.0	133.1	133.5
10	34.0	33.5	138.4	138.7	33.1	33.3	139.2	140.1
11	37.8	37.3	144.0	144.1	31.8	37.8	144.4	146.4
12	41.8	42.0	149.6	150.5	41.0	42.1	149.8	151.4
13	46.3	47.2	155.9	157.6	44.8	45.3	153.5	153.5
14	50.7	51.6	161.3	162.9	47.7	47.5	156.0	155.9
15	54.0	57.7	165.2	168.6	50.0	51.5	156.9	158.0
16	56.3	60.1	166.8	170.4	50.8	51.8	157.5	158.5
17	58.0	59.7	168.3	170.3	51.6	52.1	158.1	157.9

二、公共卫生服务

Public Health Services

产妇保健情况
Statistics of Maternal Health Care

年份 Year	住院分娩率 /% Institutional Delivery Rate/%			产前检查率 /% Prenatal Examination Rate/%	产后访视率 /% Postnatal Visit Rate/%
	总计 Total	市 City	县 County		
2015	99.7	99.9	99.5	96.5	94.5
2019	99.9	100.0	99.8	96.8	94.1
2020	99.9	100.0	99.9	97.4	95.5
2021	99.9	100.0	99.9	97.6	96.0
2022	99.9	100.0	99.9	97.9	96.5

3 岁以下儿童和产妇系统管理率
Systematic Management Rate of Maternal and Children Under-three

年份 Year	3 岁以下儿童系统管理率 /% Systematic Management Rate of Children Under-three/%	产妇系统管理率 /% Maternal Systematic Management Rate/%
2015	90.7	91.5
2019	91.9	90.3
2020	92.9	92.7
2021	92.8	92.9
2022	93.3	93.6

血吸虫病防治情况（2022 年）

Statistics of Schistosomiasis Control (2022)

地区 Region	流行县 （市、区） 个数 Epidemic Areas	流行村 人口数 / 万人 Population in Epidemic Villages/ 10000	年底 病人数 Patients at the End of Year	年内 治疗 病人 次数 / 人次 Treated Patients	累计达到 消除标准县 （市区）个数 Cumulative Areas Reaching Criteria of Elimination	累计达到传 播阻断标准 县（市区）个数 Cumulative Areas Reaching Criteria of Transmission Blocking	年内扩 大化疗 人次数 / 人次 Expasion Chemo- therapy
总计 Total	**452**	**7342.44**	**28567**	**19725**	**343**	**106**	**714465**
上海 Shanghai	8	284.56			8		
江苏 Jiangsu	66	1447.49	2486	673	59	7	1462
浙江 Zhejiang	54	948.28	845	933	54		327
安徽 Anhui	50	721.53	4875	4028	22	28	76979
福建 Fujian	16	89.40			16		
江西 Jiangxi	39	522.94	5483	4384	24	12	108402
湖北 Hubei	63	1028.65	7208	4162	36	27	166975
湖南 Hunan	41	697.55	5763	4627	17	24	167570
广东 Guangdong	14	50.33			14		
广西 Guangxi	20	96.88			20		
四川 Sichuan	63	1285.25	1407	803	62	1	154722
云南 Yunnan	18	169.58	500	115	11	7	38028

地方性氟中毒防治情况（2022 年）
Statistics of Endemic Fluorosis Control (2022)

项目 Item	病区 县个数 Endemic Counties	病区村人 口数 / 万人 Population in Endemic Villages/ 10000	氟斑牙人 数 / 万人 Cases of Dental Flurosis/ 10000	氟骨症人 数 / 万人 Cases of Skeletal Flurosis/ 10000	控制县 个数 Counties Under Control	累计防治受益 人口 / 万人 Cumulative Beneficaries/ 10000
饮水型 Water Type	1042	6590.9	248313.0	57995.0	949	6405.2
煤烟污染型 Burning Coal Pollution-Type	171	3341.3	43242.0	148119.0	171	3318.4

克山病、大骨节病、碘缺乏病防治情况（2022 年）
Statistics of Keshan Disease, Kashin-Beck Disease, Iodine Deficiency Disorder Control (2022)

疾病名称 Diseases	病区县 个数 Endemic Counties	病区人口数 / 亿人 Population in Endemic Areas/ 100000000	现症病 人 / 万人 Current Patients/ 10000	累计控制 （消除）县个数 Cumulative Counties Under Control
克山病 Keshan Disease	330	0.6	0.4	330
大骨节病 Kashin-Beck Disease	379	0.2	17.1	379
碘缺乏病 Iodine Deficiency Disorders	2812	13.8	3.2	2778

注：①克山病现症病人数为潜在型、慢型、亚急型及急型克山病现患病人之和。②碘缺乏病病区县数和人口数系开展碘缺乏病防治工作的县数及人口数，并非碘缺乏病历史病区县数及人口数。③碘缺乏病现症病人数为Ⅱ度甲状腺肿患者和克汀病人之和。

Note: ① The number of current Keshan disease patients is the sum of potential, slow, subacute and acute Keshan disease patients. ② The number of counties and population in IDD areas are the number of counties and population carrying out IDD prevention and control, not the number of counties and population in IDD historical areas. ③ The current number of IDD patients is the sum of patients with grade II goiter and patients with cretinism.

2022 年食源性疾病暴发的发生场所分布
Distribution of Foodborne Disease Outbreaks in 2022

发生场所	事件数 / 起 Number of Cases	百分比 /% Percentage/%	发病人数 Number of Infected	百分比 /% Percentage/%	死亡人数 Number of Deaths	百分比 /% Percentage/%	病死率 /% Fatality Rate/%
总计 Total	**4902**	**100.00**	**24282**	**100.00**	**90**	**100.00**	**0.37**
家庭　Family	2939	59.96	9808	40.39	87	96.67	0.89
餐饮服务场所　Catering Service	1819	37.11	13583	55.94	3	3.33	0.02
餐馆　Restaurant	793	16.18	5106	21.03	0	0.00	0.00
街头摊点　Street Vendors	247	5.04	969	3.99	2	2.22	0.21
单位食堂　Work Unit Canteen	182	3.71	1564	6.44	0	0.00	0.00
门店① Catering Stores	137	2.79	820	3.38	0	0.00	0.00
学校食堂　School Canteen	183	3.73	2038	8.39	0	0.00	0.00
农村宴席　Rural Banquet	56	1.14	813	3.35	1	1.11	0.12
集体用餐配送单位 The Company with Delivering Group Meal	51	1.04	997	4.11	0	0.00	0.00
社会用餐配送单位 The Company with Delivering Social Meal	27	0.55	173	0.71	0	0.00	0.00
中央厨房　Central Kitchen	3	0.06	9	0.04	0	0.00	0.00
其他　Others	140	2.86	1094	4.51	0	0.00	0.00
校园② School							
其他　Others	144	2.94	891	3.67	0	0.00	0.00

注：①包括食品超市、食品店、饮品店、小吃店等。
　　②指进食与餐饮场所制备的食品无关，且发生在校园不包括学校食堂的事件。
Note: ① Including food supermarkets, food stores, beverage stores, snack bars, etc.
　　② It refers to the event that eating has nothing to do with the food prepared in the catering place and occurs on the campus, excluding the school canteen.

2022 年度食品安全国家标准情况

The National Food Safety Standards (2022)

单位：个

标准分类 Standards Categories	期末实有 Number of Standards in 2022	本期新增（制定） Number of New Standards in 2022	本期修订 Number of Edited Standards in 2022	本期废止 Number of Abolished Standards in 2022
总计 Total	1433	50	18	19
基础标准 Basic Standards	15	2	1	
食品原料及产品标准 Food Raw Materials and Product Standards	70		3	4
营养与特殊膳食类食品标准 Nutrition and Foods for Special Dietary Uses Standards	72	9	0	0
食品添加剂标准 Food Additives Standards	651	5	6	6
食品营养强化剂标准 Standard for Nutritional Fortifier for Food	62	9		
食品相关产品标准 Food Related Products Standards	16	1	2	
生产经营卫生要求标准 Hygienic Requirements and Standards for Production and Operation	34			
检验方法与规程标准 Inspection Methods, Procedures and Standards	513	24	6	9

新发职业病报告病例数
Statistics of Registered New Cases of
Occupational Diseases

单位：人

病种 Categories of Occupational Disease	2021	2022
合计　Total	**15407**	**11108**
职业性尘肺病及其他呼吸系统疾病 Occupational Pneumoconioses and Other Occupational Respiratory Diseases	11877	7615
职业性皮肤病 Occupational Dermatoses	83	48
职业性眼病 Occupational Eye Diseases	43	23
职业性耳鼻喉口腔疾病 Occupational Otolaryngologic and Stomatological Diseases	2123	1879
职业性化学中毒 Occupational Diseases Caused by Chemical Agents	567	399
物理因素所致职业病 Occupational Diseases Caused by Physical Agents	283	749
职业性放射性疾病 Occupational Radiation-induced Diseases	5	11
职业性传染病 Occupational Infectious Diseases	339	308
职业性肿瘤 Occupational Cancer	79	71
其他职业病 Other Occupational Diseases	8	5

被监督单位基本情况（2022 年）
Statistics of Inspected Field (2022)

项目 Item	单位个数 Number of Units	从业人员数 Number of Staffs	其中：持健康证 （资质）人数 Staffs with Health Certificates
公共场所卫生 Public Place Hygiene	1624137	7901340	7722362
饮用水卫生 Drinking Water Hygiene	105921	768538	717445
学校卫生 School Hygiene	187810	14219403	
放射诊疗 Radiation Health	83219	194560	
涉水产品 Water-related Products	6705	127056	92449
消毒产品 Disinfection Products	10446	193438	162776
餐饮具集中消毒 Centralized Disinfection of Tableware	3967	43397	42279
职业健康检查、职业病诊断、 放射卫生技术机构 Technical Institutions for Occupational Health Examination, Occupational Disease Diagnosis and Radiation Health	5363		

卫生行政处罚情况（2022 年）
Statistics of Health Administrative Punishments (2022)

项目 Item	案件数 / 件 Number of Cases	处罚决定 / 件 Punishments				行政措施 / 起 Administrative Measures	
		警告 Warning	罚款 Fine	责令停产停业 Ordering to Suspend Production and Operation	吊销卫生许可证 Revoking Hygiene Licenses	责令改正 Rectifica-tion	取缔 Ban
公共场所卫生 Public Place Hygiene	80885	76824	50045	60	10	16953	
饮用水卫生 Drinking Water Hygiene	3219		2614			636	
学校卫生 School Hygiene	5091	4938	34			803	
职业病防治机构 Occupational Disease Prevention and Control Institutions	507	486	105			75	
放射诊疗 Radiation Therapy	5893	5486	3725			1214	
消毒产品 Disinfection Product	4006		3985		3		
餐饮具集中消毒 Centralized Disinfection of Tableware	1311	1143	257	3		239	
传染病防治 Prevention and Control of Infectious Diseases	58106	44487	27525		70		
用人单位 Employment Organization	12828	11953	2602	10		2310	
职业卫生技术服务机构 Occupational Health Technical Service Organization	94	90	78			8	

三、医疗服务

Health Services

医疗卫生机构诊疗人次及入院人次数
Number of Visits and Inpatients in Health Care Institutions

年份 Year	诊疗人次 / 亿人次 Visits/ 100 Million	医院 Hospitals	基层医疗 卫生机构 Grass-roots Health Care Institutions	入院人次 / 万人次 Inpatients/ 10000	医院 Hospitals	基层医疗 卫生机构 Grass-roots Health Care Institutions
2010	58.38	20.40	36.12	14174	9524	3950
2015	76.93	30.84	43.42	21053	16087	4036
2020	77.41	33.23	41.16	23013	18352	3707
2021	84.72	38.84	42.50	24732	20155	3592
2022	84.16	38.22	42.66	24686	20099	3619

各类医疗卫生机构诊疗人次及入院人次数（2022 年）
Number of Visits and Inpatients in Health Care Institutions (2022)

机构名称 Institution	诊疗人次 Visits		入院人次 Inpatients	
	亿人次 / 100 Million	构成 /% Percentage/%	万人次 / 10000	构成 /% Percentage/%
总计　Total	**84.16**	**100.0**	**24686**	**100.0**
医院 Hospitals	38.22	45.4	20099	81.4
基层医疗卫生机构 Grass-roots Health Care Institutions	42.66	50.7	3619	14.7
其他机构 Others	3.28	3.9	969	3.9

各地区医疗卫生机构诊疗人次数（2022 年）
Number of Visits in Health Care Institutions by Region (2022)

地 区 Region	诊疗人次 / 万人次 Visits/ 10000	地 区 Region	诊疗人次 / 万人次 Visits/ 10000
总 计 **Total**	**841627.6**	江 西 Jiangxi	23287.7
东 部 Eastern	413314.8	山 东 Shandong	66686.9
中 部 Central	221686.5	河 南 Henan	61401.5
西 部 Western	206626.3	湖 北 Hubei	34332.0
		湖 南 Hunan	34385.6
北 京 Beijing	22011.4	广 东 Guangdong	80606.5
天 津 Tianjin	10049.1	广 西 Guangxi	26260.9
河 北 Hebei	38670.4	海 南 Hainan	5038.1
山 西 Shanxi	12725.4	重 庆 Chongqing	19695.6
内蒙古 Inner Mongolia	9890.0	四 川 Sichuan	54924.5
辽 宁 Liaoning	15843.2	贵 州 Guizhou	19220.8
吉 林 Jilin	9067.7	云 南 Yunnan	30972.2
黑龙江 Heilongjiang	9486.2	西 藏 Tibet	1369.0
上 海 Shanghai	22576.3	陕 西 Shaanxi	18109.6
江 苏 Jiangsu	56143.5	甘 肃 Gansu	10085.0
浙 江 Zhejiang	69451.5	青 海 Qinghai	2373.0
安 徽 Anhui	37000.3	宁 夏 Ningxia	4131.0
福 建 Fujian	26238.0	新 疆 Xinjiang	9594.8

各地区医疗卫生机构入院人次数（2022 年）
Number of Inpatients in Health Care Institutions by Region (2022)

地　区 Region	入院人次 / 万人次 Inpatients/ 10000	地　区 Region	入院人次 / 万人次 Inpatients/ 10000
总　计　**Total**	**24686.2**	江　西　Jiangxi	833.9
东　部　Eastern	9310.7	山　东　Shandong	1820.9
中　部　Central	7600.3	河　南　Henan	1870.3
西　部　Western	7775.2	湖　北　Hubei	1249.1
		湖　南　Hunan	1474.8
北　京　Beijing	337.9	广　东　Guangdong	1757.3
天　津　Tianjin	159.3	广　西　Guangxi	1122.9
河　北　Hebei	1002.7	海　南　Hainan	122.4
山　西　Shanxi	416.1	重　庆　Chongqing	735.9
内蒙古　Inner Mongolia	304.6	四　川　Sichuan	1901.1
辽　宁　Liaoning	607.1	贵　州　Guizhou	877.0
吉　林　Jilin	308.2	云　南　Yunnan	1014.1
黑龙江　Heilongjiang	473.1	西　藏　Tibet	29.8
上　海　Shanghai	362.5	陕　西　Shaanxi	736.3
江　苏　Jiangsu	1434.6	甘　肃　Gansu	412.1
浙　江　Zhejiang	1140.9	青　海　Qinghai	87.6
安　徽　Anhui	974.8	宁　夏　Ningxia	107.9
福　建　Fujian	565.0	新　疆　Xinjiang	445.8

各类医院诊疗人次数

Number of Visits in Different Types of Hospitals

单位：亿人次

医院名称 Hospital	2010	2015	2020	2021	2022
总计　Total	**20.40**	**30.84**	**33.23**	**38.84**	**38.22**
按登记注册类型分　By the Type of Registration					
公立医院 Public Hospitals	18.74	27.12	27.92	32.71	31.89
民营医院 Non-public Hospitals	1.66	3.71	5.31	6.13	6.33
按医院等级分　By Level					
#三级医院 Tertiary Hospitals	7.60	14.98	17.98	22.31	22.29
二级医院 Secondary Hospitals	9.31	11.72	11.56	12.55	12.04
一级医院 Primary Hospitals	1.46	2.06	2.02	2.16	2.15
按类别分　By Category					
#综合医院 General Hospitals	15.11	22.57	23.86	27.81	27.27
中医医院 TCM Hospitals	3.28	4.85	5.18	5.97	5.99
专科医院 Specialist Hospitals	1.68	2.77	3.38	4.11	4.01

各地区医院诊疗人次数（2022 年）
Number of Visits in Hospitals by Region (2022)

地 区 Region	合计 / 万人次 Total/10000	公立医院 / 万人次 Public Hospitals/ 10000	民营医院 / 万人次 Non-public Hospitals/10000
总 计 Total	382245.0	318920.6	63324.5
东 部 Eastern	194463.9	162231.4	32232.5
中 部 Central	92686.3	76444.0	16242.3
西 部 Western	95094.8	80245.1	14849.7
北 京 Beijing	13652.1	11137.8	2514.3
天 津 Tianjin	6044.2	4830.3	1214.0
河 北 Hebei	17127.7	13779.2	3348.5
山 西 Shanxi	6986.8	5929.3	1057.5
内蒙古 Inner Mongolia	5370.9	4797.7	573.2
辽 宁 Liaoning	10353.7	8100.5	2253.1
吉 林 Jilin	5241.6	4294.0	947.6
黑龙江 Heilongjiang	6257.6	5184.6	1072.9
上 海 Shanghai	14767.9	13458.0	1309.8
江 苏 Jiangsu	26014.7	19271.1	6743.5
浙 江 Zhejiang	30921.6	26540.3	4381.4
安 徽 Anhui	14359.9	11334.4	3025.5
福 建 Fujian	10938.3	9570.5	1367.9
江 西 Jiangxi	9113.1	7828.8	1284.4
山 东 Shandong	24633.0	20206.9	4426.1

31

续表
Continued

地　区 Region		合计／万人次 Total/10000	公立医院／万人次 Public Hospitals/ 10000	民营医院／万人次 Non-public Hospitals/10000
河　南	Henan	22852.1	18103.2	4748.9
湖　北	Hubei	15113.5	13216.6	1896.9
湖　南	Hunan	12761.8	10553.1	2208.7
广　东	Guangdong	37817.9	33450.6	4367.3
广　西	Guangxi	11830.5	10946.3	884.2
海　南	Hainan	2192.8	1886.3	306.5
重　庆	Chongqing	8170.6	6559.9	1610.6
四　川	Sichuan	23788.2	19730.1	4058.1
贵　州	Guizhou	8404.7	6395.4	2009.3
云　南	Yunnan	12717.4	10261.5	2455.9
西　藏	Tibet	674.1	529.9	144.2
陕　西	Shaanxi	9950.2	8186.5	1763.6
甘　肃	Gansu	4988.3	4528.0	460.2
青　海	Qinghai	1343.1	1180.7	162.4
宁　夏	Ningxia	2160.2	1809.2	351.0
新　疆	Xinjiang	5696.7	5319.8	376.8

各类医院入院人次数

Number of Inpatients in Different Types of Hospitals

单位：万人次

医院名称 Hospital	2010	2015	2020	2021	2022
总计　**Total**	9524	16087	18352	20155	20099
按登记注册类型分　By the Type of Registration					
公立医院 Public Hospitals	8724	13721	14835	16410	16304
民营医院 Non-public Hospitals	800	2365	3517	3745	3794
按医院等级分　By Level					
#三级医院 Tertiary Hospitals	3097	6829	9373	11252	11634
二级医院 Secondary Hospitals	5116	7121	6965	6890	6521
一级医院 Primary Hospitals	464	965	1117	1120	1106
按类别分　By Category					
#综合医院 General Hospitals	7505	12335	13588	14827	14761
中医医院 TCM Hospitals	1168	2102	2556	2766	2815
专科医院 Specialist Hospitals	733	1380	1821	2129	2084

各地区医院入院人次数（2022 年）

Number of Inpatients in Hospitals by Region (2022)

地 区 Region		合计 / 万人次 Total/10000	公立医院 / 万人次 Public Hospitals/ 10000	民营医院 / 万人次 Non-public Hospitals/10000
总　计	**Total**	**20098.6**	**16304.1**	**3794.5**
东　部	Eastern	8070.4	6667.2	1403.2
中　部	Central	6051.6	4867.0	1184.7
西　部	Western	5976.5	4770.0	1206.6
北　京	Beijing	328.5	278.3	50.2
天　津	Tianjin	157.6	147.7	9.9
河　北	Hebei	887.1	716.3	170.9
山　西	Shanxi	386.7	317.9	68.8
内蒙古	Inner Mongolia	274.9	250.1	24.8
辽　宁	Liaoning	575.8	448.6	127.2
吉　林	Jilin	295.2	230.6	64.6
黑龙江	Heilongjiang	444.0	348.7	95.3
上　海	Shanghai	348.9	323.1	25.8
江　苏	Jiangsu	1197.9	875.1	322.8
浙　江	Zhejiang	1051.0	905.1	145.9
安　徽	Anhui	844.7	661.2	183.4
福　建	Fujian	490.1	410.3	79.8
江　西	Jiangxi	623.7	496.6	127.1
山　东	Shandong	1483.6	1220.7	262.9

地 区 Region		合计 / 万人次 Total/10000	公立医院 / 万人次 Public Hospitals/ 10000	民营医院 / 万人次 Non-public Hospitals/10000
河 南	Henan	1484.9	1154.1	330.8
湖 北	Hubei	932.0	808.4	123.7
湖 南	Hunan	1040.5	849.6	190.9
广 东	Guangdong	1442.3	1251.1	191.2
广 西	Guangxi	730.6	642.0	88.6
海 南	Hainan	107.6	91.0	16.7
重 庆	Chongqing	508.7	362.8	145.8
四 川	Sichuan	1388.9	1053.7	335.2
贵 州	Guizhou	685.1	478.3	206.8
云 南	Yunnan	800.9	638.8	162.0
西 藏	Tibet	28.7	19.3	9.4
陕 西	Shaanxi	654.9	512.3	142.7
甘 肃	Gansu	334.1	296.7	37.3
青 海	Qinghai	79.9	69.9	10.0
宁 夏	Ningxia	99.0	84.2	14.9
新 疆	Xinjiang	391.0	361.9	29.1

各级公立医院诊疗人次及入院人次数
Number of Visits and Inpatients in Public Hospitals

	2010	2015	2020	2021	2022
诊疗人次 / 亿人次	**18.74**	**27.12**	**27.92**	**32.71**	**31.89**
Visits/100 Million					
#三级医院	7.53	14.62	17.17	21.27	21.19
Tertiary Hospitals					
二级医院	9.02	10.86	9.81	10.50	9.85
Secondary Hospitals					
一级医院	1.02	1.04	0.57	0.55	0.51
Primary Hospitals					
入院人次 / 万人次	**8724**	**13721**	**14835**	**16410**	**16304**
Inpatients/10000					
#三级医院	3065	6633	8880	10643	10987
Tertiary Hospitals					
二级医院	4941	6525	5681	5509	5082
Secondary Hospitals					
一级医院	287	347	164	148	135
Primary Hospitals					

医院分科门急诊人次数及构成
Number and Percentage of Outpatient and Emergency Visits in Hospitals by Department

科别 Department	门急诊人次 / 万人次 Number of Outpatient and Emergency Visits/ 10000		构成 /% Percentage/%	
	2021	2022	2021	2022
总计　Total	**378156**	**371508**	**100.0**	**100.0**
预防保健科　Preventive Care Department	1805	1434	0.5	0.4
全科医疗科　General Practical Department	4741	5171	1.3	1.4
内科　Internal Medical Department	79840	80384	21.1	21.6
外科　Surgical Department	37917	36368	10.0	9.8
儿科　Pediatric Department	28546	25815	7.5	6.9
妇产科　Obs. and Gyn. Department	28841	27197	7.6	7.3
眼科　Ophthalmologic Department	12502	11817	3.3	3.2
耳鼻咽喉科　ENT Department	10112	9266	2.7	2.5
口腔科　Stomatologic Department	12705	12047	3.4	3.2
皮肤科　Dermatological Department	11155	10568	2.9	2.8
精神科　Psychiatric Department	6689	6975	1.8	1.9
传染科　Infectious Disease Department	6972	7245	1.8	2.0
肿瘤科　Oncology Department	5581	5765	1.5	1.6
急诊医学科　Emergency Department	21737	22423	5.7	6.0
康复医学科　Rehabilitation Medical Department	3762	3665	1.0	1.0
中医科　TCM Department	66178	65523	17.5	17.6
其他　Others	39074	39844	10.3	10.7

注: 本表系医院分科门急诊人次数。
Note: Data in this table are outpatient and emergency visits in hospitals by department.

医院分科出院人次数及构成

Number and Percentage of Hospital Discharged Patients by Department

科别 Department		出院人次 / 万人次 Inpatients/ 10000		构成 /% Percentage/%	
		2021	2022	2021	2022
总计	**Total**	**20067.5**	**19928.1**	**100.0**	**100.0**
预防保健科	Preventive Care Department	6.4	6.5	0.0	0.0
全科医疗科	General Practical Department	161.0	166.3	0.8	0.8
内科	Internal Medical Department	5521.0	5587.4	27.5	28.0
外科	Surgical Department	3978.5	3924.5	19.8	19.7
儿科	Pediatric Department	1421.7	1301.0	7.1	6.5
妇产科	Obs. and Gyn. Department	1540.4	1456.9	7.7	7.3
眼科	Ophthalmologic Department	630.4	613.4	3.1	3.1
耳鼻咽喉科	ENT Department	350.0	334.8	1.7	1.7
口腔科	Stomatologic Department	60.8	55.3	0.3	0.3
皮肤科	Dermatological Department	58.4	58.7	0.3	0.3
精神科	Psychiatric Department	394.1	418.4	2.0	2.1
传染科	Infectious Disease Department	259.2	271.6	1.3	1.4
肿瘤科	Oncology Department	1212.0	1231.8	6.0	6.2
急诊医学科	Emergency Department	154.6	152.5	0.8	0.8
康复医学科	Rehabilitation Medical Department	348.0	353.2	1.7	1.8
中医科	TCM Department	2933.0	2951.0	14.6	14.8
其他	Others	1038.0	1044.8	5.2	5.2

非公医疗机构医疗服务情况
Health Servicesin in Non-public Health Care Institutions

机构名称	2010	2015	2020	2021	2022
总诊疗人次／万人次	**135036**	**171420**	**181591**	**192756**	**196527**
Number of Visits/10000					
#医院	16582	37121	53094	61291	63324
Hospitals					
基层医疗卫生机构	118258	134018	128339	131291	133066
Grass-roots Health Care Institutions					
占同类机构比重／%	23.1	22.3	23.5	22.8	23.4
As % of same type Institutions					
#医院	8.1	12.0	16.0	15.8	16.6
Hospitals					
基层医疗卫生机构	32.7	30.9	31.2	30.9	31.2
Grass-roots Health Care Institutions					
出院人次／万人次	**878**	**2407**	**3539**	**3776**	**3810**
Number of Inpatients/10000					
#医院	797	2334	3487	3698	3735
Hospitals					
基层医疗卫生机构	78	68	47	72	66
Grass-roots Health Care Institutions					
占同类机构比重／%	6.2	11.5	15.4	15.3	15.6
As % of same type Institutions					
#医院	8.4	14.6	19.0	18.4	18.7
Hospitals					
基层医疗卫生机构	2.0	1.7	1.3	2.0	1.8
Grass-roots Health Care Institutions					

医院病床使用率
Occupacy Rate of Hospital Beds

单位：%

	2010	2015	2020	2021	2022
总计　**Total**	**86.7**	**85.4**	**72.3**	**74.6**	**71.0**
按登记注册类型分　By the Type of Registration					
公立医院 Public Hospitals	90.0	90.4	77.4	80.3	75.6
民营医院 Non-public Hospitals	59.0	62.8	58.3	59.9	59.7
按医院等级分　By Level					
#三级医院 Tertiary Hospitals	102.9	98.8	81.3	85.3	79.8
二级医院 Secondary Hospitals	87.3	84.1	70.7	71.1	67.7
一级医院 Primary Hospitals	56.6	58.8	52.1	52.1	51.6
按类别分　By Category					
#综合医院 General Hospitals	87.5	86.1	72.4	74.9	70.9
中医医院 TCM Hospitals	84.1	84.7	72.3	73.9	70.1
专科医院 Specialist Hospitals	85.7	83.2	72.8	75.1	73.1

各地区医院病床使用率（2022 年）

Occupancy Rate of Hospital Beds by Region (2022)

单位：%

地 区 Region		合计 Total	公立医院 Public Hospitals	民营医院 Non-public Hospitals
总 计	**Total**	**71.0**	**75.6**	**59.7**
东 部	Eastern	70.4	74.7	60.0
中 部	Central	69.9	74.4	57.9
西 部	Western	73.1	78.1	61.0
北 京	Beijing	67.9	72.5	54.7
天 津	Tianjin	63.3	68.1	42.5
河 北	Hebei	64.3	69.1	52.0
山 西	Shanxi	62.6	68.1	46.9
内蒙古	Inner Mongolia	55.4	60.2	30.6
辽 宁	Liaoning	58.4	62.8	48.5
吉 林	Jilin	58.6	61.1	52.4
黑龙江	Heilongjiang	55.7	55.2	57.1
上 海	Shanghai	79.7	80.2	78.6
江 苏	Jiangsu	74.5	80.2	65.8
浙 江	Zhejiang	79.6	85.2	68.0
安 徽	Anhui	68.4	76.2	51.9
福 建	Fujian	72.7	76.4	61.8
江 西	Jiangxi	73.0	76.2	65.1
山 东	Shandong	68.7	73.2	56.1

续表
Continued

地 区 Region		合 计 Total	公立医院 Public Hospitals	民营医院 Non-public Hospitals
河 南	Henan	73.1	77.3	61.9
湖 北	Hubei	77.2	82.2	57.9
湖 南	Hunan	74.8	80.4	60.9
广 东	Guangdong	72.2	76.2	60.5
广 西	Guangxi	79.5	83.9	66.4
海 南	Hainan	63.6	67.4	53.4
重 庆	Chongqing	75.9	84.8	58.8
四 川	Sichuan	79.1	86.1	65.9
贵 州	Guizhou	75.2	80.6	67.7
云 南	Yunnan	76.2	83.6	59.1
西 藏	Tibet	48.6	47.7	51.6
陕 西	Shaanxi	70.0	75.2	57.4
甘 肃	Gansu	63.0	64.6	54.2
青 海	Qinghai	59.7	62.0	45.4
宁 夏	Ningxia	64.3	69.2	49.1
新 疆	Xinjiang	67.4	70.7	41.7

医院平均住院日

Average Length of Stay in Hospitals

单位：天

医院名称　Hospital	2010	2015	2020	2021	2022
总计　Total	**10.5**	**9.6**	**9.5**	**9.2**	**9.2**
按登记注册类型分　By the Type of Registration					
公立医院 Public Hospitals	10.7	9.8	9.3	9.0	8.7
民营医院 Non-public Hospitals	8.4	8.5	10.3	10.5	11.0
按医院等级分　By Level					
#三级医院 Tertiary Hospitals	12.5	10.4	9.3	8.8	8.4
二级医院 Secondary Hospitals	9.4	8.9	9.3	9.4	9.7
一级医院 Primary Hospitals	9.1	9.0	10.2	9.9	10.2
按类别分　By Category					
#综合医院 General Hospitals	9.8	8.9	8.5	8.2	7.9
中医医院 TCM Hospitals	10.6	9.9	9.5	9.3	9.1
专科医院 Specialist Hospitals	17.3	14.5	15.7	15.7	16.8

医院医师日均担负诊疗人次和住院床日
Daily Visits and Inpatients per Physician in Hospitals

医院名称 Hospital	医师日均担负诊疗人次 Daily Visits per Physician		医师日均担负住院床日 Daily Inpatients per Physician	
	2021	2022	2021	2022
总计 **Total**	6.5	6.2	2.2	2.1
按登记注册类型分 **By the Type of Registration**				
公立医院 Public Hospitals	7.0	6.6	2.2	2.0
民营医院 Non-public Hospitals	4.7	4.8	2.3	2.3
按医院等级分 **By Level**				
＃三级医院 Tertiary Hospitals	7.2	6.7	2.2	2.0
二级医院 Secondary Hospitals	6.2	6.1	2.3	2.2
一级医院 Primary Hospitals	4.8	4.9	1.9	1.9
按类别分 **By Category**				
＃综合医院 General Hospitals	6.8	6.5	2.1	1.9
中医医院 TCM Hospitals	6.6	6.4	2.0	1.9
专科医院 Specialist Hospitals	5.4	5.0	3.2	3.2

综合医院医师日均担负诊疗人次和住院床日

Daily Visits and Inpatients per Physician
in General Hospitals

指标 Indicator	2021	2022
医师日均担负诊疗人次 **Daily Visits per Physician**	**7.2**	**6.8**
委属 Hospitals of the Commission	8.7	8.1
省属 Provincial Hospitals	7.5	6.7
地级市属 Hospitals of Prefecture Cities	7.1	6.6
县级市属 Hospitals of County-level Cities	7.5	7.2
县属 County Hospitals	6.9	6.7
医师日均担负住院床日 **Daily Inpatients per Physician**	**2.1**	**1.9**
委属 Hospitals of the Commission	1.9	1.8
省属 Provincial Hospitals	2.0	1.8
地级市属 Hospitals of Prefecture Cities	2.1	1.9
县级市属 Hospitals of County-level Cities	1.9	1.8
县属 County Hospitals	2.4	2.2

注：本表系政府办综合医院数字。
Note: Data in this table are of government-run general hospitals.

医院收入与支出（2022 年）
Incomes and Expenditures of Hospital (2022)

指标 Indicator	医院 Hospitals	公立医院 Public Hospitals	三级医院 Tertiary Hospitals	二级医院 Secondary Hospitals	一级医院 Primary Hospitals
院均总收入／万元 **Income per Hospital/10000 Yuan**	**11356**	**30830**	**92964**	**14132**	**1299**
# 财政拨款收入 Income from appropriations	1401	4391	11071	2983	420
事业收入 Income from undertaking	9611	25483	79119	10665	814
内：医疗收入 Medical Income	9525	25217	78193	10612	797
内：药品收入 Drug Income	2770	7355	22577	3197	297
科教收入 Science and Education Project Income	58	178	687	6	0.3
院均总费用／万元 **Expenditure per Hospital/10000 Yuan**	**11049**	**29894**	**90503**	**13545**	**1273**
# 业务活动费用 Medical Cost	9451	26289	80399	11543	1025
财政拨款经费 Expenditure from appropriations	755	2322	5711	1607	334
科教经费 Science and Education Project Payment	53	142	532	12	3
单位管理费用 Administrative Cost	1322	3194	9019	1750	201
财政拨款经费 Expenditure from appropriations	174	533	1294	380	72
科教经费 Science and Education Project Payment	7	14	46	4	1
业务活动和单位管理 费用中的药品费 Drug Expense	2620	7182	22105	3092	287
次均门诊费用／元 **Average Medical Expense per Visit/Yuan**	**342.7**	**333.6**	**381.6**	**241.2**	**182.5**
# 药费　Drug	130.3	131.6	150.1	95.5	90.1
次均住院费用／元 **Average Medical Expense per Inpatient/Yuan**	**10860.6**	**11468.6**	**13711.4**	**6790.5**	**5424.0**
# 药费　Drug	2640.5	2743.4	3251.7	1687.4	1310.5

注：统计范围为 36976 个医院。
Note: Data in this table are of 36976 hospitals.

公立医院次均门诊费用
Average Medical Expense per Outpatient Visit in Public Hospitals

年份 Year	次均门诊费用 / 元 Medical Expense per Visit/ Yuan			占门诊费用百分比 /% As % of Outpatient Expense	
		药费 Drug	检查费 Examination	药费 Drug	检查费 Examination
合计　Total					
2010	167.3	87.4	30.8	52.3	18.4
2015	235.2	113.7	44.3	48.4	18.8
2020	320.2	129.8	64.4	40.5	20.1
2021	320.9	124.6	65.3	38.8	20.4
2022	333.6	131.6	66.2	39.5	19.8
#三级医院　Tertiary Hospitals					
2010	220.2	117.6	37.9	53.4	17.2
2015	283.7	139.8	51.1	49.3	18.0
2020	373.6	150.8	74.9	40.4	20.1
2021	370.0	142.9	75.4	38.6	20.4
2022	381.6	150.1	76.5	39.3	20.1
二级医院　Secondary Hospitals					
2010	139.3	70.5	28.9	50.6	20.8
2015	184.1	85.0	39.2	46.2	21.3
2020	238.4	96.8	49.7	40.6	20.9
2021	232.1	90.9	48.3	39.1	20.8
2022	241.2	95.5	47.5	39.6	19.7
一级医院　Primary Hospitals					
2010	93.1	51.6	11.5	55.4	12.4
2015	132.9	70.6	17.6	53.1	13.3
2020	175.5	90.2	21.8	51.4	12.4
2021	174.6	85.4	22.4	48.9	12.8
2022	182.5	90.1	21.3	49.3	11.7

公立医院次均住院费用
Average Medical Expense per Inpatient in Public Hospitals

年份 Year	次均住院费用 / 元 Medical Expense per Inpatient/ Yuan	药费 Drug	检查费 Examination	占住院费用百分比 /% As % of Inpatient Expense	
				药费 Drug	检查费 Examination
合计　Total					
2010	6415.9	2784.3	460.8	43.4	7.2
2015	8833.0	3259.6	753.4	36.9	8.5
2020	11364.3	2953.2	1131.6	26.0	10.0
2021	11673.7	2895.3	1195.3	24.8	10.2
2022	11468.6	2743.4	1218.9	23.9	10.6
# 三级医院　Tertiary Hospitals					
2010	10442.4	4440.9	765.5	42.5	7.3
2015	12599.3	4641.6	1078.1	36.8	8.6
2020	14442.0	3749.7	1423.5	26.0	9.9
2021	14283.6	3523.3	1449.1	24.7	10.1
2022	13711.4	3251.7	1437.8	23.7	10.5
二级医院　Secondary Hospitals					
2010	4338.6	1944.8	303.4	44.8	7.0
2015	5358.2	1981.2	456.2	37.0	8.5
2020	6760.5	1765.3	700.1	26.1	10.4
2021	6842.4	1737.6	730.8	25.4	10.7
2022	6790.5	1687.4	770.1	24.8	11.3
一级医院　Primary Hospitals					
2010	2844.3	1243.7	185.9	43.7	6.5
2015	3844.5	1525.3	304.4	39.7	7.9
2020	5447.9	1395.3	488.9	25.6	9.0
2021	5490.9	1343.7	503.8	24.5	9.2
2022	5424.0	1310.5	493.3	24.2	9.1

综合医院收入与支出（2022 年）
Incomes and Expenditures of General Hospitals (2022)

指标 Indicator	合计 Total	委属 Hospital of the Commission	省属 Provincial Hospital	地级市属 Hospital of Prefecture City	县级市属 Hospital of County Level City	县属 County Hospital
院均总收入／万元 Income per Hospital/10000 Yuan	50303	640229	233238	91896	30657	22119
# 财政拨款收入 Income from appropriations	6694	30266	21610	11982	5140	4073
事业收入 Income from undertaking	42156	574710	204964	77627	24568	17524
内：医疗收入 Medical Income	41722	555493	202341	77128	24233	17506
内：药品收入 Drug Income	11658	157557	56988	21241	6737	4966
科教收入 Science and Education Project Income	269	16224	2202	332	26	8
院均总费用／万元 Expenditure per Hospital/10000 Yuan	48933	627945	231697	89043	29715	21022
# 业务活动费用 Medical Cost	43321	571219	210411	78741	25859	18121
财政拨款经费 Expenditure from appropriations	3455	21402	10791	5728	2834	2052
科教经费 Science and Education Project Payment	209	13716	1647	238	20	10
单位管理费用 Administrative Cost	4974	52081	18906	9174	3419	2518
财政拨款经费 Expenditure from appropriations	797	4484	2281	1531	582	457
科教经费 Science and Education Project Payment	22	1454	97	25	12	4
业务活动和单位管理 费用中的药品费 Drug Expense	11531	155967	56642	21028	6677	4861
次均门诊费用／元 Average Medical Expense per Visit/Yuan	332.7	624.8	470.8	347.9	270.0	236.4
# 药费　Drug	123.2	241.6	181.5	128.0	96.5	85.3
次均住院费用／元 Average Medical Expense per Inpatient/Yuan	11707.9	25379.7	19325.0	13174.1	8577.4	6325.3
# 药费　Drug	2774.2	5880.9	4595.4	3079.5	2025.3	1564.3

注：本表系政府办综合医院数字。
Note: Data in this table are of government-run general hospitals.

综合医院次均门诊费用

Average Medical Expense per Outpatient Visit in General Hospitals

年份 Year	次均门诊费用 / 元			占门诊费用百分比 /% As % of Outpatient Expense	
	Medical Expense Per Visit/ Yuan	药费 Drug	检查费 Examination	药费 Drug	检查费 Examination
合计 Total					
2021	318.5	116.1	72.0	36.4	22.6
2022	332.7	123.2	73.2	37.0	22.0
委属 Hospitals of the Commission					
2021	596.4	227.9	117.2	38.2	19.6
2022	624.8	241.6	122.3	38.7	19.6
省属 Provincial Hospitals					
2021	445.3	166.2	95.9	37.3	21.5
2022	470.8	181.5	100.3	38.5	21.3
地级市属 Hospitals of Prefecture Cities					
2021	332.1	120.6	76.6	36.3	23.1
2022	347.9	128.0	78.5	36.8	22.6
县级市属 Hospitals of County-level Cities					
2021	256.5	90.6	58.7	35.3	22.9
2022	270.0	96.5	59.3	35.7	22.0
县属 County Hospitals					
2021	224.0	80.0	54.2	35.7	24.2
2022	236.4	85.3	54.8	36.1	23.2

注: 本表系政府办综合医院数字。
Note: Data in this table are of government-run general hospitals.

综合医院次均住院费用
Average Medical Expense per Inpatient in General Hospitals

年份 Year	次均住院费用 / 元 Medical Expense Per Inpatient/ Yuan	药费 Drug	检查费 Examination	占住院费用百分比 /% As % of Inpatient Expense 药费 Drug	检查费 Examination
合计　Total					
2021	11925.9	2935.2	1240.5	24.6	10.4
2022	11707.9	2774.3	1260.9	23.7	10.8
委属　Hospitals of the Commission					
2021	25881.2	6302.1	2148.8	24.3	8.3
2022	25379.7	5880.9	2126.7	23.2	8.4
省属　Provincial Hospitals					
2021	19734.5	4838.5	1884.0	24.5	9.5
2022	19325.0	4595.4	1885.8	23.8	9.8
地级市属　Hospitals of Prefecture Cities					
2021	13451.3	3293.7	1468.1	24.5	10.9
2022	13174.1	3079.5	1485.3	23.4	11.3
县级市属　Hospitals of County-level Cities					
2021	8625.7	2131.7	943.9	24.7	10.9
2022	8577.4	2025.3	973.9	23.6	11.4
县属　County Hospitals					
2021	6369.3	1603.8	707.5	25.2	11.1
2022	6325.3	1564.3	747.0	24.7	11.8

注：本表系政府办综合医院数字。
Note: Data in this table are of government-run general hospitals.

15 岁及以上居民慢性病患病率

Prevalence Rates of Chronic Diseases in Residents Aged 15 or Older

单位：%

指标 Indicator	合计 Total		城市 Urban		农村 Rural	
	2013	2018	2013	2018	2013	2018
慢性病患病率	**24.5**	**34.3**	**26.3**	**33.5**	**22.7**	**35.2**
Morbidity Rates of Chronic Diseases						
男性 Male	23.4	33.6	26.0	33.6	21.0	33.6
女性 Female	25.5	34.9	26.6	33.4	24.5	36.8
年龄别慢性病患病率						
Morbidity Rates of Chronic Diseases by Age Group						
15 ～ 24 岁	1.4	3.7	1.7	3.5	1.2	3.9
25 ～ 34 岁	3.8	7.1	3.8	6.2	3.8	8.3
35 ～ 44 岁	11.5	15.1	11.2	12.9	11.8	18.0
45 ～ 54 岁	23.5	31.3	24.2	29.1	23.0	33.3
55 ～ 64 岁	38.9	48.4	41.0	48.1	36.8	48.7
65 岁 +	54.0	62.3	59.0	64.3	48.2	60.0

资料来源：2013 年、2018 年国家卫生服务调查，以下 3 表同。

Source: National Health Services Survey in 2013 and 2018. The following 3 tables are from the same survey.

15 岁及以上居民疾病别慢性病患病率（2013 年）

Prevalence Rates of Chronic Diseases in Residents Aged 15 or Older by Disease (2013)

顺序 Rank	合计 Total		城市 Urban		农村 Rural	
	疾病名称 Diseases	患病率 /‰ MR/‰	疾病名称 Diseases	患病率 /‰ MR/‰	疾病名称 Diseases	患病率 /‰ MR/‰
1	高血压 Hypertension	142.5	高血压 Hypertension	161.8	高血压 Hypertension	123.1
2	糖尿病 Diabetes Mellitus	35.1	糖尿病 Diabetes Mellitus	48.9	糖尿病 Diabetes Mellitus	21.3
3	椎间盘疾病 Intervertebral Disc Disorders	14.8	椎间盘疾病 Intervertebral Disc Disorders	13.3	椎间盘疾病 Intervertebral Disc Disorders	16.1
4	脑血管病 Cerebrovascular Disease	12.3	缺血性心脏病 Ischaemic Heart Disease	12.3	胃肠炎 Gastroenteritis	13.2
5	胃肠炎 Gastroenteritis	12.0	脑血管病 Cerebrovascular Disease	12.1	脑血管病 Cerebrovascular Disease	12.3
6	缺血性心脏病 Ischaemic Heart Disease	10.2	胃肠炎 Gastroenteritis	10.8	类风湿性关节炎 Rheumatoid Arthritis	11.4
7	类风湿性关节炎 Rheumatoid Arthritis	9.7	类风湿性关节炎 Rheumatoid Arthritis	8.0	慢阻性肺部疾病 COPD	9.9
8	慢阻性肺部疾病 COPD	8.8	慢阻性肺部疾病 COPD	7.8	缺血性心脏病 Ischaemic Heart Disease	8.1
9	胆结石和胆囊炎 Cholelith and Cholecystitis	5.0	胆结石和胆囊炎 Cholelith and Cholecystitis	4.9	胆结石和胆囊炎 Cholelith and Cholecystitis	5.0
10	泌尿系统结石 Urinary calculus	2.8	前列腺增生 Prostatic Hyperplasia	2.6	泌尿系统结石 Urinary Calculus	3.2

15 岁及以上居民疾病别慢性病患病率（2018 年）

Prevalence Rates of Chronic Diseases in Residents Aged 15 or Older by Disease (2018)

顺序 Rank	合计　Total		城市　Urban		农村　Rural	
	疾病名称 Diseases	患病率 /‰ MR/‰	疾病名称 Diseases	患病率 /‰ MR/‰	疾病名称 Diseases	患病率 /‰ MR/‰
1	高血压 Hypertension	181.4	高血压 Hypertension	188.6	高血压 Hypertension	173.1
2	糖尿病 Diabetes Mellitus	53.1	糖尿病 Diabetes Mellitus	65.6	糖尿病 Diabetes Mellitus	38.8
3	椎间盘疾病 Intervertebral Disc Disorders	29.7	椎间盘疾病 Intervertebral Disc Disorders	23.1	椎间盘疾病 Intervertebral Disc Disorders	37.3
4	脑血管病 Cerebrovascular Disease	22.9	缺血性心脏病 Ischaemic Heart Disease	21.2	脑血管病 Cerebrovascular Disease	26.7
5	胃肠炎 Gastroenteritis	20.0	脑血管病 Cerebrovascular Disease	19.5	胃肠炎 Gastroenteritis	23.8
6	缺血性心脏病 Ischaemic Heart Disease	19.3	胃肠炎 Gastroenteritis	16.6	缺血性心脏病 Ischaemic Heart Disease	17.2
7	慢阻性肺部疾病 COPD	12.5	慢阻性肺部疾病 COPD	10.5	类风湿性关节炎 Rheumatoid Arthritis	15.3
8	类风湿性关节炎 Rheumatoid Arthritis	11.6	类风湿性关节炎 Rheumatoid Arthritis	8.3	慢阻性肺部疾病 COPD	14.8
9	胆结石和胆囊炎 Cholelith and Cholecystitis	7.8	胆结石和胆囊炎 Cholelith and Cholecystitis	6.7	胆结石和胆囊炎 Cholelith and Cholecystitis	9.1
10	消化性溃疡 Peptic Ulcer	5.3	前列腺增生 Prostatic Hyperplasia	4.4	消化性溃疡 Peptic Ulcer	6.5

居民两周就诊情况
Statistics of Two-week Medical Consultation

单位：%

指标 Indicator	合计 Total		城市 Urban		农村 Rural	
	2013	2018	2013	2018	2013	2018
两周就诊率	13.0	24.0	13.3	23.2	12.8	24.8
Two-week Medical Consultation Rate						
男性 Male	11.9	21.9	12.2	21.5	11.7	22.4
女性 Female	14.1	26.0	14.3	24.9	13.9	27.2

资料来源：2013 年、2018 年国家卫生服务调查。下表同。
Source: National Health Services Survey in 2013 and 2018. The same for the table below.

居民住院情况
Statistics of Residents Hospitalization

单位：%

指标 Indicator	合计 Total		城市 Urban		农村 Rural	
	2013	2018	2013	2018	2013	2018
住院率	9.0	13.7	9.1	12.9	9.0	14.7
Hospitalization Rate						
男性 Male	8.0	12.5	8.2	11.6	7.8	13.4
女性 Female	10.1	15.0	9.9	14.0	10.2	16.0

城市医院住院病人前十位疾病构成
Percentage of 10 Leading Diseases of Inpatients in City Hospitals

顺序 Rank	2021		2022	
	疾病种类　Diseases（ICD-10）	构成 /%　Percen-tage/%	疾病种类　Diseases（ICD-10）	构成 /%　Percen-tage/%
1	消化系统疾病 Diseases of the Digestive System	10.34	消化系统疾病 Diseases of the Digestive System	10.44
2	呼吸系统疾病 Diseases of the Respiratory System	9.28	呼吸系统疾病 Diseases of the Respiratory System	9.64
3	泌尿生殖系统疾病 Pregnancy,Childbirth and the Puerperium	6.57	泌尿生殖系统疾病 Pregnancy,Childbirth and the Puerperium	6.69
4	损伤、中毒和外因 Injury, Poisoning and External Causes	6.16	损伤、中毒和外因 Injury, Poisoning and External Causes	5.96
5	脑血管病 Cerebrovascular Disease	6.15	脑血管病 Cerebrovascular Disease	5.85
6	缺血性心脏病 Cerebrovascular Disease	5.39	妊娠、分娩和产褥期病 Pregnancy,childbirth and the Puerperium	5.45
7	妊娠、分娩和产褥期病 Pregnancy,childbirth and the Puerperium	5.38	缺血性心脏病 Cerebrovascular Disease	5.02
8	恶性肿瘤 Malignant Neoplasms	5.11	恶性肿瘤 Malignant Neoplasms	4.84
9	肌肉骨骼系统和结缔组织疾病 Musculoskeletal System and Connective Tissue Diseases	4.29	肌肉骨骼系统和结缔组织疾病 Musculoskeletal System and Connective Tissue Diseases	4.30
10	内分泌、营养和代谢疾病 Endocrine,Nutritional and Metabolic Diseases	3.61	内分泌、营养和代谢疾病 Endocrine,Nutritional and Metabolic Diseases	3.61
	十种疾病合计　Total	62.28		61.80

注: 本表系政府办综合医院数字。
Note: Data in this table are of government-run general hospitals.

县级医院住院病人前十位疾病构成
Percentage of 10 Leading Diseases of Inpatients in County-level Hospitals

顺序 Rank	2021		2022	
	疾病种类　Diseases （ICD-10）	构成 /% Percen- tage/%	疾病种类　Diseases （ICD-10）	构成 /% Percen- tage/%
1	呼吸系统疾病 Diseases of the Respiratory System	15.94	呼吸系统疾病 Diseases of the Respiratory System	15.98
2	消化系统疾病 Diseases of the Digestive System	11.38	消化系统疾病 Diseases of the Digestive System	11.31
3	损伤、中毒和外因 Injury, Poisoning and External Causes	8.93	损伤、中毒和外因 Injury, Poisoning and External Causes	8.63
4	脑血管病 Cerebrovascular Disease	8.59	脑血管病 Cerebrovascular Disease	8.07
5	妊娠、分娩和产褥期病 Pregnancy,Childbirth and the Puerperium	7.31	妊娠、分娩和产褥期病 Pregnancy,Childbirth and the Puerperium	7.04
6	泌尿生殖系病 Diseases of the Genitourinary System	5.97	泌尿生殖系病 Diseases of the Genitourinary System	6.25
7	缺血性心脏病 Cerebrovascular Disease	5.03	缺血性心脏病 Cerebrovascular Disease	4.73
8	肌肉骨骼系统和结缔组织疾病 Musculoskeletal System and Connective Tissue Diseases	3.50	肌肉骨骼系统和结缔组织疾病 Musculoskeletal System and Connective Tissue Diseases	3.64
9	神经系统疾病 Nervous System Disease	3.31	神经系统疾病 Nervous System Disease	3.30
10	内分泌、营养和代谢疾病 Endocrine,Nutritional and Metabolic Diseases	3.16	内分泌、营养和代谢疾病 Endocrine,Nutritional and Metabolic Diseases	3.27
	十种疾病合计　Total	73.12		72.22

注：①本表系政府办综合医院数字。②县级医院包括县和县级市医院。

Note:　① Data in this table are of government-run general hospitals.　② County-level hospitals include county hospitals and hospitals of county-level cities.

四、基层卫生服务

Grass-roots Health Care Services

基层医疗卫生机构诊疗人次数
Number of Visits in Grass-roots Health Care Institutions

单位：亿人次

机构名称 Institution	2010	2015	2020	2021	2022
总计　Total	**36.12**	**43.42**	**41.16**	**42.50**	**42.66**
社区卫生服务中心 Community Health Centers	3.47	5.59	6.21	6.96	6.93
＃政府办 　Governmental-run	3.22	4.64	5.12	5.66	5.58
社区卫生服务站 Community Health Stations	1.37	1.47	1.34	1.40	1.39
＃政府办 　Government-run	0.43	0.33	0.24	0.27	0.20
街道卫生院 Sub-district Health Centers	0.27	0.08	0.12	0.14	0.16
乡镇卫生院 Township Health Centers	8.74	10.55	10.95	11.61	12.08
＃政府办 　Government-run	8.62	10.46	10.84	11.51	11.99
村卫生室 Village Clinics	16.57	18.94	14.28	13.42	12.82
门诊部 Outpatient Departments	0.66	0.94	1.57	1.87	1.94
诊所（医务室） Clinics	5.03	5.85	6.70	7.11	7.35

2022 年各地区基层医疗卫生机构诊疗人次数
Number of Visits in Grass-roots Health Care Institutions by Region in 2022

单位：万人次

地 区 Region	诊疗量 合计 Total Visits	社区卫生 服务中心 Community Health Center	社区卫生 服务站 Community Health Station	乡镇 卫生院 Township Health Center	村 卫生室 Village Clinic
总 计 **Total**	**426609.5**	**69330.3**	**13919.9**	**120771.4**	**128176.0**
东 部 Eastern	203241.6	48295.0	7391.3	46683.5	54125.9
中 部 Central	121147.7	11101.6	3706.6	39250.5	45224.2
西 部 Western	102220.3	9933.7	2822.0	34837.4	28825.8
北 京 Beijing	7772.6	5649.7	861.9		98.8
天 津 Tianjin	3795.3	1444.3	167.0	757.2	375.5
河 北 Hebei	20227.7	704.2	754.9	3767.2	10772.6
山 西 Shanxi	5319.9	469.1	390.6	1446.5	1704.5
内蒙古 Inner Mongolia	4121.6	588.3	245.5	1028.6	1214.3
辽 宁 Liaoning	5269.3	802.7	328.6	1067.0	1793.5
吉 林 Jilin	3649.6	511.4	26.0	645.3	1144.1
黑龙江 Heilongjiang	2999.9	595.3	20.9	560.6	882.5
上 海 Shanghai	7367.3	5653.3			537.8
江 苏 Jiangsu	28637.0	6427.5	1057.4	9216.5	7002.1
浙 江 Zhejiang	36081.3	10733.7	282.1	10312.1	4799.5
安 徽 Anhui	21891.4	2055.7	1264.1	7395.1	6455.4
福 建 Fujian	14303.4	2417.8	359.4	3854.6	3916.5
江 西 Jiangxi	12845.6	501.4	317.1	4432.6	5479.2
山 东 Shandong	39497.6	3773.7	2386.4	8838.5	16011.0

地　区 Region	诊疗量 合计 Total Visits	社区卫生 服务中心 Community Health Center	社区卫生 服务站 Community Health Station	乡镇 卫生院 Township Health Center	村 卫生室 Village Clinic
河　南　Henan	36532.0	2476.5	795.0	13341.1	16457.9
湖　北　Hubei	17682.4	1660.6	479.9	5341.1	6601.4
湖　南　Hunan	20226.8	2831.7	413.2	6088.2	6499.1
广　东　Guangdong	37751.1	10531.5	946.8	7854.5	8352.1
广　西　Guangxi	12171.6	980.9	196.6	5422.6	2467.1
海　南　Hainan	2538.9	156.7	246.7	1015.8	466.5
重　庆　Chongqing	10778.2	1379.6	189.0	2384.4	2723.8
四　川　Sichuan	29084.8	3480.2	456.3	8805.4	7634.5
贵　州　Guizhou	10143.8	1037.0	399.7	4068.2	3291.9
云　南　Yunnan	16766.5	903.8	310.9	6974.2	5554.2
西　藏　Tibet	671.8	17.8	3.2	327.3	107.4
陕　西　Shaanxi	7528.3	528.8	249.2	1947.4	2744.1
甘　肃　Gansu	4585.8	327.9	223.4	1250.1	1541.3
青　海　Qinghai	988.0	70.6	116.9	297.0	334.3
宁　夏　Ningxia	1730.4	174.2	282.7	562.6	343.5
新　疆　Xinjiang	3649.5	444.5	148.6	1769.6	869.4

基层医疗卫生机构入院人次数
Number of Inpatients in Grass-roots Health Care Institutions

单位：万人次

机构名称 Institution	2010	2015	2020	2021	2022
总计　Total	**3949.9**	**4036.6**	**3707.5**	**3591.7**	**3619.1**
社区卫生服务中心 Community Health Centers	218.1	305.5	292.7	319.3	333.8
#政府办 Governmental-run	182.7	242.0	238.0	264.9	279.9
社区卫生服务站 Community Health Stations	43.5	16.5	6.6	5.8	4.7
#政府办 Government-run	11.9	4.1	2.5	1.8	1.6
街道卫生院 Sub-district Health Centers	46.6	17.8	18.4	17.7	18.7
乡镇卫生院 Township Health Centers	3630.4	3676.1	3383.3	3223.0	3239.0
#政府办 Government-run	3595.4	3647.0	3338.0	3200.6	3216.8
门诊部 Outpatient Departments	11.3	20.4	6.4	25.7	22.8

2022 年各地区基层医疗卫生机构入院人次数

Number of Inpatients in Grass-roots Health Care Institutions by Region in 2022

单位：万人次

地 区 Region	入院人次数合计 Total Inpatients	社区卫生 服务中心 Community Health Centers	乡镇 卫生院 Township Health Centers
总 计 Total	3619.1	333.8	3239.0
东 部 Eastern	851.0	92.0	741.9
中 部 Central	1262.5	111.7	1133.2
西 部 Western	1505.7	130.2	1363.9
北 京 Beijing	1.5	1.5	
天 津 Tianjin	1.2	0.1	1.0
河 北 Hebei	78.7	4.3	73.1
山 西 Shanxi	18.8	1.9	15.5
内蒙古 Inner Mongolia	21.4	2.0	18.3
辽 宁 Liaoning	26.9	2.6	23.8
吉 林 Jilin	10.1	1.2	7.7
黑龙江 Heilongjiang	23.0	2.4	19.1
上 海 Shanghai	2.5	2.5	
江 苏 Jiangsu	196.3	28.8	165.5
浙 江 Zhejiang	33.5	9.0	23.8
安 徽 Anhui	108.1	11.1	95.7
福 建 Fujian	56.0	4.4	51.5
江 西 Jiangxi	154.8	3.7	149.1
山 东 Shandong	266.5	28.1	230.6

65

续表
Continued

地 区 Region	入院人次数合计 Total Inpatients	社区卫生 服务中心 Community Health Centers	乡镇 卫生院 Township Health Centers
河 南 Henan	307.8	25.6	274.9
湖 北 Hubei	265.2	26.0	237.1
湖 南 Hunan	374.6	39.8	334.0
广 东 Guangdong	180.9	9.9	168.4
广 西 Guangxi	310.9	7.8	303.0
海 南 Hainan	7.2	0.8	4.2
重 庆 Chongqing	204.1	36.4	166.4
四 川 Sichuan	456.9	49.1	405.9
贵 州 Guizhou	160.1	15.9	140.8
云 南 Yunnan	176.5	11.3	163.1
西 藏 Tibet	0.6		0.6
陕 西 Shaanxi	57.9	3.5	54.0
甘 肃 Gansu	57.8	2.8	54.0
青 海 Qinghai	7.1	0.4	6.5
宁 夏 Ningxia	2.9	0.1	2.8
新 疆 Xinjiang	49.4	0.9	48.3

社区卫生服务中心（站）工作量
Workload of Community Health Centers (Stations)

年份 Year	社区卫生服务中心 Community Health Center				社区卫生 服务站 诊疗人次 / 万人次 Visits in Community Health Station/ 10000
	诊疗人次 / 万人次 Visits/ 10000	入院人次 / 万人次 Inpatients/ 10000	病床 使用率 /% Occupancy Rate/%	平均 住院日 Average Lengths of Stay	
2010	34740.4	218.1	56.1	10.4	13711.1
2015	55902.6	305.5	54.7	9.8	14742.5
2020	62068.4	292.7	42.8	10.3	13403.7
2021	69596.6	319.3	43.2	9.8	14005.9
2022	69330.3	333.8	41.1	9.9	13919.9

社区卫生服务中心病人医药费用
Average Medical Expense per Capita in Community Health Centers

指标 Indicator	2010	2015	2020	2021	2022
次均门诊费用 / 元 Average Medical Expense per Outpatient Visit/Yuan	82.8	97.7	165.9	165.8	180.1
#药费 Drug	58.7	67.3	124.9	118.9	135.1
药费占比 Drug %	70.9	68.9	75.3	71.7	75.0
次均住院费用 / 元 Average Medical Expense per Inpatient/Yuan	2357.6	2760.6	3560.3	3649.9	3494.4
#药费 Drug	1162.4	1189.7	1126.7	1088.8	1026.9
药费占比 Drug %	49.3	43.1	31.6	29.8	29.4

乡镇卫生院工作量
Workload of Township Health Centers

年份 Year	诊疗人次 / 亿人次 Visits/ 100 Million	入院人次 / 万人次 Inpatients/ 10000	病床周转 次数 / 次 Turnovers of Beds/ Times	病床 使用率/% Occupancy Rate/%	平均住 院日 / 天 Average Lengths of Stay/Days
2010	8.7	3630	38.4	59.0	5.2
2015	10.6	3676	32.0	59.9	6.4
2020	11.0	3383	25.6	50.4	6.6
2021	11.6	3223	24.3	48.2	6.6
2022	12.1	3239	23.8	46.9	6.5

乡镇卫生院病人医药费用
Average Medical Expense per Capita in Township Health Centers

机构名称 Institution	2010	2015	2020	2021	2022
次均门诊费用 / 元 Average Medical Expense per Visit/Yuan	47.5	60.1	84.7	89.0	92.2
#药费 Drug	28.7	32.6	51.8	51.5	56.4
药费占比 Drug %	60.4	54.2	61.2	57.9	61.2
次均住院费用 / 元 Average Medical Expense per Inpatient/Yuan	1004.6	1487.4	2083.0	2166.5	2214.8
#药费 Drug	531.1	675.4	731.2	719.4	726.3
药费占比 Drug %	52.9	45.4	35.1	33.2	32.8

各地区社区卫生服务中心（站）和乡镇卫生院
门诊量占医疗卫生机构门诊总量的比重

Visits of Community and Township Health Centers
as % of Total Visits by Region

单位：%

地 区 Region		2021	2022	地 区 Region		2021	2022
总 计	**Total**	**23.6**	**24.2**	江 西	Jiangxi	20.7	22.5
东 部	Eastern	24.3	24.8	山 东	Shandong	19.4	22.5
中 部	Central	23.5	24.4	河 南	Henan	25.5	27.1
西 部	Western	22.2	23.0	湖 北	Hubei	21.8	21.8
				湖 南	Hunan	25.7	27.1
北 京	Beijing	28.5	29.6	广 东	Guangdong	23.5	24.0
天 津	Tianjin	24.5	23.6	广 西	Guangxi	23.5	25.1
河 北	Hebei	13.4	13.5	海 南	Hainan	24.5	28.2
山 西	Shanxi	17.5	18.1	重 庆	Chongqing	18.7	20.1
内蒙古	Inner Mongolia	17.1	18.8	四 川	Sichuan	23.4	23.2
辽 宁	Liaoning	14.8	13.9	贵 州	Guizhou	27.6	28.6
吉 林	Jilin	13.8	13.0	云 南	Yunnan	24.9	26.4
黑龙江	Heilongjiang	16.7	12.4	西 藏	Tibet	25.7	25.4
上 海	Shanghai	26.6	25.0	陕 西	Shaanxi	15.1	15.0
江 苏	Jiangsu	30.1	29.7	甘 肃	Gansu	17.6	17.9
浙 江	Zhejiang	31.0	30.7	青 海	Qinghai	21.4	20.4
安 徽	Anhui	28.6	29.0	宁 夏	Ningxia	25.4	24.7
福 建	Fujian	25.5	25.3	新 疆	Xinjiang	23.4	24.6

各地区基层医疗卫生机构病床使用率（2022 年）
Bed Occupancy Rate of Grass-roots Health Care Institution by Region (2022)

单位：%

地 区 Region	社区卫生 服务中心 Community Health Centers	乡镇 卫生院 Township Health Centers	地 区 Region	社区卫生 服务中心 Community Health Centers	乡镇 卫生院 Township Health Centers
总　计 Total	**41.1**	**46.9**	江　西 Jiangxi	32.2	44.9
东　部 Eastern	39.3	40.9	山　东 Shandong	43.1	52.4
中　部 Central	37.6	45.1	河　南 Henan	41.4	47.4
西　部 Western	47.9	53.9	湖　北 Hubei	45.8	59.8
			湖　南 Hunan	48.0	57.4
北　京 Beijing	22.0		广　东 Guangdong	34.8	47.1
天　津 Tianjin	16.8	8.3	广　西 Guangxi	51.9	57.6
河　北 Hebei	27.3	23.6	海　南 Hainan	26.2	21.9
山　西 Shanxi	16.8	16.4	重　庆 Chongqing	61.7	69.5
内蒙古 Inner Mongolia	16.8	23.4	四　川 Sichuan	58.5	67.7
辽　宁 Liaoning	18.7	25.7	贵　州 Guizhou	39.3	45.1
吉　林 Jilin	20.8	22.0	云　南 Yunnan	48.5	48.7
黑龙江 Heilongjiang	13.4	20.0	西　藏 Tibet	7.7	9.4
上　海 Shanghai	64.0		陕　西 Shaanxi	23.7	31.0
江　苏 Jiangsu	37.4	50.9	甘　肃 Gansu	35.7	47.2
浙　江 Zhejiang	42.8	38.2	青　海 Qinghai	19.8	33.7
安　徽 Anhui	27.7	29.8	宁　夏 Ningxia	14.3	30.1
福　建 Fujian	24.3	30.7	新　疆 Xinjiang	16.1	49.1

县级医院医疗服务情况
Statistics of Health Services in County-level Hospitals

机构名称 Institution	2010	2015	2020	2021	2022
县医院 **County Hospital**					
机构个数 Hospitals	6400	8919	11322	11545	11639
床位数 / 万张 Beds/10000	84.6	146.2	194.2	201.8	211.8
人员数 / 万人 Personnel/10000	97.6	145.6	189.7	198.6	206.3
诊疗人次 / 万人次 Visits/10000	42137.1	64486.3	72927.9	81762.8	83744.5
入院人数 / 万人次 Inpatients/10000	2945.0	4999.0	5461.9	5572.4	5595.2
县级市医院 **Hospital of County-level City**					
机构个数 Hospitals	3221	4155	5482	5749	5916
床位数 / 万张 Beds/10000	48.3	74.2	102.8	108.4	113.4
人员数 / 万人 Personnel/10000	59.1	81.6	108.6	113.8	119.2
诊疗人次 / 万人次 Visits/10000	26398.3	38603.9	43255.0	49810.9	51051.4
入院人数 / 万人次 Inpatients/10000	1451.4	2295.4	2603.0	2805.7	2850.3

县级妇幼保健机构医疗服务情况
Statistics of Health Services in County-level MCH Institutions

机构名称 Institution	2010	2015	2020	2021	2022
县妇幼保健机构 **County MCH Institution**					
机构个数 Institutions	1586	1566	1470	1446	1440
床位数 / 张 Beds	53826	74303	88464	91464	96286
人员数 / 人 Personnel	86307	115909	164983	172743	179415
诊疗人次 / 万人次 Visits/10000	4475.7	6313.6	7402.3	7956.1	8014.8
入院人数 / 万人次 Inpatients/10000	231.9	281.1	259.9	258.0	250.3
县级市妇幼保健机构 **MCH Institution of County-level Cities**					
机构个数 Institutions	397	392	417	422	426
床位数 / 张 Beds	22506	31381	40612	41856	44532
人员数 / 人 Personnel	40406	56337	80732	86327	89258
诊疗人次 / 万人次 Visits/10000	2510.1	3783.2	4269.4	4811.9	4678.5
入院人数 / 万人次 Inpatients/10000	103.8	137.2	139.3	141.7	140.4

五、中医药服务

Traditional Chinese Medicine Services

中医类医疗机构诊疗量
Number of Visits in TCM Institutions

机构名称 Institution	2010	2015	2020	2021	2022
中医类诊疗总量/万人次 **Total Visits in TCM Institutions/10000**	**61264.1**	**90912.5**	**105764.1**	**120233.0**	**122504.6**
中医类医院 Hospitals Specialized in TCM	36026.5	54870.9	59699.2	68912.9	69181.1
中医医院 　TCM Hospitals	32770.2	48502.6	51847.8	59667.8	59937.2
中西医结合医院 　Hospitals of Integrated Chinese and Western Medicine	2702.6	5401.4	6542.4	7790.1	7717.2
民族医医院 　Hospitals of Traditional Ethnic Medicine	553.8	966.8	1309.1	1455.0	1526.7
中医类门诊部 Outpatient Departments Specialized in TCM	975.9	1761.9	3113.6	3505.9	3508.4
中医门诊部 　TCM Outpatient Departments	808.9	1567.4	2741.0	3104.9	3128.5
中西医结合门诊部 　Outpatient Departments of Integrated Chinese and Western Medicine	164.6	192.1	368.2	394.8	374.2
民族医门诊部 　Outpatient Departments of Traditional Ethnic Medicine	2.4	2.4	4.4	6.2	5.6
中医类诊所 Clinics Specialized in TCM	9178.3	11781.4	15738.2	16875.7	17704.5
中医（综合）诊所 　TCM Clinics	6796.1	9215.8	12808.7	13835.4	14602.1
中西医结合诊所 　Clinics of Integrated Chinese and Western Medicine	2283.8	2446.7	2816.8	2918.3	2999.8
民族医诊所 　Clinics of Traditional Ethnic Medicine	98.3	118.8	112.7	122.0	102.6
非中医类机构中医类临床科室[*] Clinical Department of TCM in Non-TCM Medical Institutions	15083.4	22498.3	27213.2	30938.4	32110.7
中医类诊疗量占总诊疗量（不含村卫生室）/% **Visits in TCM Institutions as % of Total Visits**	**14.7**	**15.7**	**16.8**	**16.9**	**17.2**

注：* 包括中医科各专业、中西医结合科、民族医学科。以下3表同。
Note: *Include department of TCM, integrated medicine, and traditional ethnic medicine.The same for the following 3 tables.

非中医类医疗机构中医类临床科室诊疗人次
Number of Visits in TCM Clinical Department in Non-TCM Institutions

机构名称 Institution	2010	2015	2020	2021	2022
门急诊量 / 万人次 **Outpatient and Emergency Visits/10000**	**15083.4**	**22498.3**	**27213.2**	**30938.4**	**32110.7**
综合医院 General Hospitals	8089.2	10069.2	9542.6	10499.3	10106.8
专科医院 Specialized Hospitals	390.2	563.5	742.9	862.6	843.8
社区卫生服务中心（站） Community Health Centers （Stations）	2512.9	5571.7	7299.2	8286.1	8526.0
乡镇卫生院 Township Health Centers	3419.5	5662.9	8592.7	9731.3	10904.3
其他机构 Others	671.6	631.1	1035.9	1559.1	1729.8

占同类机构诊疗量的比重 /%
As % of Visits in the Same Type of Institutions

	2010	2015	2020	2021	2022
综合医院 General Hospitals	5.4	4.5	4.0	3.8	3.7
专科医院 Specialized Hospitals	2.3	2.0	2.2	2.1	2.1
社区卫生服务中心（站） Community Health Centers （Stations）	8.9	7.9	9.7	9.9	10.2
乡镇卫生院 Township Health Centers	3.9	5.4	7.8	8.4	9.0
其他机构 Others	1.0	0.7	0.9	0.8	0.9

中医类医疗机构出院人数
Number of Discharged Patients in TCM Institutions

机构名称 Institution	2010	2015	2020	2021	2022
中医类总出院人数／万人 **Total Discharged Patients in TCM Institutions/10000**	**1447.2**	**2691.5**	**3504.2**	**3800.6**	**3861.3**
中医类医院 Hospitals Specialized in TCM	1275.7	2349.3	2907.1	3151.9	3178.9
中医医院 TCM Hospitals	1160.1	2091.5	2552.2	2756.4	2782.8
中西医结合医院 Hospitals of Integrated Chinese and Western Medicine	91.3	202.0	276.0	315.5	318.9
民族医医院 Hospitals of Traditional Ethnic Medicine	24.3	55.8	78.9	79.9	77.2
中医类门诊部 Outpatient Departments Specialized in TCM	0.2	1.9	0.3	0.8	0.4
中医门诊部 TCM Outpatient Departments	0.2	1.6	0.2	0.3	0.1
中西医结合门诊部 Outpatient Departments of Integrated Chinese and Western Medicine	0.1	0.3	0.1	0.4	0.2
非中医类医疗机构中医类临床科室 Clinical Department of TCM in Non-TCM Medical Institutions	171.3	340.2	596.8	647.9	681.9
中医类出院人数占总出院人数的百分比／% Discharged Patients in TCM Institutions as % of Total Inpatients	10.3	12.9	15.2	15.4	15.8

非中医类医疗机构中医类临床科室出院人数

Number of Discharged Patients in TCM Clinical Department in Non-TCM Institutions

机构名称 Institution	2010	2015	2020	2021	2022
出院人数 / 万人 **Number of Discharged Patients/10000**	**171.3**	**340.2**	**596.8**	**647.9**	**681.5**
综合医院 General Hospitals	112.9	195.5	284.4	316.6	325.8
专科医院 Specialized Hospitals	12.5	22.1	38.4	43.0	40.1
社区卫生服务中心（站） Community Health Centers （Stations）	4.3	12.1	22.1	25.2	30.4
乡镇卫生院 Township Health Centers	40.5	108.7	245.6	255.7	275.8
其他机构 Others	1.2	1.9	6.4	7.4	9.4
占同类机构出院人数的百分比 /% **As % of Discharged Patients in the Same Type of Institutions**					
综合医院 General Hospitals	1.5	1.6	2.1	2.1	2.2
专科医院 Specialized Hospitals	1.7	1.6	2.1	2.1	1.9
社区卫生服务中心（站） Community Health Centers （Stations）	4.3	3.8	7.4	7.8	9.1
乡镇卫生院 Township Health Centers	1.1	3.0	7.3	7.9	8.6
其他机构 Others	0.2	0.2	0.6	0.5	0.9

公立中医医院病人医药费用
Medical Expense of Patients in Public TCM Hospitals

单位：元

年份 Year	次均门诊费用		人均住院费用	
	Medical Expense per Visit	药费 Drug	Medical Expense per Inpatient	药费 Drug
中医医院 **TCM Hospitals**				
2010	137.1	82.2	4899.3	2238.0
2015	208.3	122.6	6715.9	2564.5
2020	284.4	151.5	8450.5	2277.2
2021	289.5	150.2	8739.6	2256.7
2022	299.0	154.3	8617.5	2190.9
#三级医院 **Tertiary Hospitals**				
2010	185.6	119.7	8842.5	3960.2
2015	254.3	158.9	10056.9	3851.0
2020	342.3	189.6	11581.6	3088.9
2021	340.7	184.2	11398.4	2900.6
2022	346.0	185.5	10903.3	2736.6
二级医院 **Secondary Hospitals**				
2010	116.2	65.2	3660.3	1796.2
2015	163.3	86.2	4653.0	1770.5
2020	218.9	107.7	5877.0	1607.4
2021	222.2	105.1	6026.2	1598.2
2022	233.3	109.9	5995.2	1564.5

六、药品供应保障

Drug Supply and Support

药品费用

Expenditure on Drugs

指标 Indicator	2010	2015	2019	2020	2021
药品总费用 / 亿元 **Total Expenditure on Drugs/100 Million Yuan**	**8835.9**	**16166.3**	**21116.8**	**20699.9**	**20395.6**
医疗机构药品费用 Expenditure on Drugs of Health Institutions	6324.3	10739.9	13717.4	12863.2	14091.2
门诊药品费用 Expenditure on Drugs for Outpatient Care	3270.3	5065.8	7227.1	7093.9	7848.6
住院药品费用 Expenditure on Drugs for Inpatient Care	3054.0	5674.1	6490.3	5769.3	6242.6
零售药品费用 Retailed Drug Expenditure	2511.6	5426.4	7399.5	7836.7	6304.4
人均药品费用 / 元 **Drug Expenditure per Capita/Yuan**	**658.9**	**1176.1**	**1508.3**	**1466.2**	**1444.7**
药品费用占卫生总费用的百分比 /% **Drug Expenditure as % of Total Health Expenditure**	**41.6**	**37.2**	**33.3**	**31.0**	**28.7**

资料来源：卫生总费用核算。
Source: Total health expenditure caculations.

医药工业主营业务收入
Main Business Income of Pharmaceutical Industry

单位：亿元

指标 Indicator	2010	2015	2020	2021	2022
总计 **Total**	**12073**	**26885**	**27960**	**32709**	**33179**
化学原料药 Chemical Raw Medicines	2438	4614	3945	4415	5020
化学制剂 Chemicals	3428	6816	8357	8409	8284
中药饮片 Traditional Chinese Medicine Decoction Pieces	634	1700	1782	2057	2229
中成药 Traditional Chinese Patent Medicines	2474	6167	4414	4862	5314
生物生化制品 Biomedical Products	1261	3164	2796	5918	4056
卫生材料 Hygienic Materials	623	1859	2687	2352	2859
制药器械 Pharmaceutical Equipments	73	182	198	277	338
医疗器械 Medical Devices	1141	2382	3782	4419	5079

资料来源：《中国医药统计年报》。
Source: *Annual Report on Pharmaceutical Statistics of China.*

医药工业利润

Profits of Pharmaceutical Industry

单位：亿元

指标 Indicator	2010	2015	2020	2021	2022
总计 **Total**	**1407**	**2768**	**4123**	**6968**	**5102**
化学原料药 Chemical Raw Medicines	236	351	525	575	667
化学制剂 Chemicals	424	817	1102	1319	1253
中药饮片 Traditional Chinese Medicine Decoction Pieces	56	124	125	249	171
中成药 Traditional Chinese Patent Medicines	310	668	619	755	778
生物生化制品 Biomedical Products	187	387	610	2957	909
卫生材料 Hygienic Materials	62	170	429	264	365
制药器械 Pharmaceutical Equipment	7	19	13	33	39
医疗器械 Medical Devices	125	233	700	816	920

资料来源：《中国医药统计年报》。

Source: *Annual Report on Pharmaceutical Statistics of China.*

药品生产经营企业数

Number of Drug Manufacturing and Trading Enterprises

指标 Indicator	2010	2015	2018	2019	2020	2021
药品生产企业数 / 个 Drug Manufacturing Enterprises	4678	5065	4441	4529	4460	4733
药品经营企业数 / 万个 Drug Trading Enterprises/10000	41.5	46.7	50.8	54.4	57.3	61.0
药品批发企业数 / 万个 Wholesale Enterprises of Drugs/10000	1.3	1.4	1.4	1.4	1.3	1.3
药品零售企业数 / 万个 Retail Enterprises of Drugs/10000	40.1	45.3	49.5	53.1	56.0	59.6
零售连锁企业数 / 个 Retail Chain Enterprises	2310	4981	5671	6701	6298	6596
零售连锁企业门店数 / 万个 Retail Chain Stores/10000	13.7	20.5	25.5	29.0	31.3	33.7
零售单体药店数 / 万个 Retail Monomer Drugstores/10000	26.2	24.3	23.4	23.4	24.1	25.2

资料来源: 国家药品监督管理局统计公报。

Source: Statistical Report on National Medical Products Administration.

七、基本医疗保障

Basic Medical Security

城乡居民基本医保筹资

Statistics of Basic Medical Insurance of Urban and Rural Residents

指标 Indicator	2015	2019	2020	2021	2022
筹资总额 / 亿元 **Annual Fund Raised/100 Million Yuan**					
城镇居民医保 Medical Insurance of Urban Residents	2085.1*	—	—	—	—
城乡居民医保 Medical Insurance of Urban and Rural Residents	—	8451.0	9115.0	9742.3	10060.6
新农合 New Rural Cooperative Medical System	3197.5	—	—	—	—
人均筹资 / 元 **Per Capital Premium/Yuan**					
城镇居民医保 Medical Insurance of Urban Residents	530.7*	—	—	—	—
城乡居民医保 Medical Insurance of Urban and Rural Residents	—	781.5	833	965	802
新农合 New Rural Cooperative Medical System	483.6	—	—	—	—
城乡居民基本医保参保人数 / 万人 **Enrollees of Basic Medical Insurance of Urban and Rural Residents/10000**	19528*	102510	101676	101002	98328

注: 本表系医改监测数据, * 城镇居民医保。

Note: Data in this table are of medical reform monitoring, *medical insurance of urban residents.

城镇职工基本医疗保险情况
Statistics of Basic Medical Insurance of Urban Employees

指标 Indicator	2010	2015	2020	2021	2022
参保人数 / 万人 Enrollees/10000	23735	28893	34455	35422	36242
在职职工 Employees	17791	21362	25429	26099	26607
退休人员 Retirees	5944	7531	9026	9323	9636
基金收入 / 亿元 Revenue/100 Million Yuan	3955.4	9083.5	15731.6	18968.0	20637.2
基金支出 / 亿元 Payout/100 Million Yuan	3271.6	7531.5	12867.0	14863.0	15158.3
累计结存 / 亿元 Balance at Year-end/100 Million Yuan	4741.2	10997.1	25423.5	29409.2	35003.8

资料来源：《医疗保障事业发展统计快报》。
Source: *Statistical Bulletin of Medical Insurance Development.*

居民社会医疗保险构成
Components of Social Medical Insurance

单位：%

项目 Item	合计 Total		城市 Urban		农村 Rural	
	2013	2018	2013	2018	2013	2018
城镇职工基本医保 UEBMI	21.0	23.4	38.1	38.8	4.6	6.6
城乡居民基本医保 The Urban Resident Basic Medical Insurance	—	73.3	—	57.1	—	91.1
城镇居民基本医保 URBMI	9.3	—	16.0	—	3.0	—
新农合 NRCMS	48.9	—	25.0	—	71.7	—
城乡居民合作医疗 URRCMS	15.8	—	13.6	—	17.9	—
其他社会医保 Social Medical Insurance	0.5	0.4	0.9	0.7	0.1	0.1
无医保 No Medical Insurance	4.4	2.9	6.4	3.5	2.6	2.3

资料来源：2013 年、2018 年国家卫生服务调查。2013 年起，各省按照国家要求整合城镇居民医保和新农合两项制度，建立统一的城乡居民医保。

Source: National Health Services Survey in 2013 and 2018. Since 2013, all provinces have integrated medical insurance for urban residents and the new rural cooperative medical insurance in accordance with national requirements, and established unified medical insurance for urban and rural residents.

城乡医疗救助情况
Statistics of Medical Aid in Urban and Rural Areas

指标 Indicator	2010	2015	2019	2020	2021
医疗救助人次 / 万次 Beneficiaries of Medical Aid/10000	7556	8406	7050	8404	9669
医疗救助支出 / 亿元 Payments of Medical Aid/100 Million Yuan	133	250	334	547	485

注：本表系政府医疗救助数（不含社会医疗救助）。2018 年后医疗救助人次系直接救助人次。

Note: Figures of this table are of government medical aid, social medical aids are excluded. Since 2018, the beneficiaries of medical aid count those who receive direct aid.

八、卫生资源

Health Resources

卫生总费用

Total Health Expenditure

指标　Indictor	2010	2015	2020	2021	2022
卫生总费用 / 亿元 **Total Health Expenditure/100 Million Yuan**	**19980.4**	**40974.6**	**72175.0**	**76845.0**	**84846.7**
政府卫生支出 Government Health Expenditure	5732.5	12475.3	21941.9	20676.1	23916.4
社会卫生支出 Social Health Expenditure	7196.6	16506.7	30273.7	34963.3	38015.8
个人卫生现金支出 Out-of-pocket Health Expenditure	7051.3	11992.7	19959.4	21205.7	22914.5
卫生总费用构成 /% **Proportion of THE/%**	**100.0**	**100.0**	**100.0**	**100.0**	**100.0**
政府卫生支出 Government Health Expenditure	28.7	30.5	30.4	26.9	28.2
社会卫生支出 Social Health Expenditure	36.0	40.3	41.9	45.5	44.8
个人卫生现金支出 Out-of-pocket Health Expenditure	35.3	29.3	27.7	27.6	27.0
卫生总费用占 GDP 的百分比 /% **THE as % of GDP**	**4.85**	**5.95**	**7.12**	**6.69**	**7.01**
人均卫生费用 / 元 **Per Capita THE/Yuan**	**1490.1**	**2962.2**	**5111.1**	**5440.0**	**6010.0**
城市　Urban	2315.5	3946.7	—	—	—
农村　Rural	666.3	1639.5	—	—	—
卫生消费弹性系数 **Health Elasticity Coefficient**	**0.62**	**2.28**	**4.05**	**0.21**	**2.96**

注：①本表系卫生总费用核算数，2022 年系初步核算数。②按当年价格计算。
Note: ① Figures for total health expenditure are estimates, figures for that of 2022 are preliminary calculation; ② Expenditures are calculated at current prices.

各地区卫生总费用 （2021 年）
Total Health Expenditure by Region (2021)

地 区 Region	卫生 总费用 / 亿元 Total Health Expenditure/ 100 Million Yuan	构成 Composition			卫生总 费用占 地区生 产总值 的百分比 THE as % of Gross Regional Product	人均 卫生 费用 / 元 Per Capita THE/ Yuan
		政府 卫生 支出 Govern- ment Health Expen- diture	社会 卫生 支出 Social Health Expen- diture	个人卫生 现金支出 Out-of- pocket Health Expen- diture		
总　计　Total	76845.0	20676.1	34963.3	21205.7	6.7	5440.0
北　京　Beijing	3351.9	784.0	2127.2	440.7	8.3	15315.3
天　津　Tianjin	1072.4	200.1	571.3	301.0	6.8	7810.6
河　北　Hebei	3308.6	849.9	1466.6	992.1	8.2	4442.3
山　西　Shanxi	1569.4	437.1	643.3	489.1	6.9	4509.2
内蒙古　Inner Mongolia	1330.5	389.8	543.7	397.0	6.5	5543.8
辽　宁　Liaoning	1950.2	415.9	949.5	584.8	7.1	4611.1
吉　林　Jilin	1164.5	310.0	505.5	349.0	8.8	4902.3
黑龙江　Heilongjiang	1748.7	455.2	769.6	523.9	11.8	5596.0
上　海　Shanghai	3326.6	720.3	2001.8	604.4	7.7	13362.8
江　苏　Jiangsu	5779.4	1255.9	3122.3	1401.2	5.0	6795.0
浙　江　Zhejiang	4290.4	974.3	2278.0	1038.0	5.8	6560.2
安　徽　Anhui	2516.1	759.5	1021.6	735.0	5.9	4116.0
福　建　Fujian	2076.8	569.2	988.4	519.3	4.3	4960.2
江　西　Jiangxi	1860.7	656.7	684.4	519.6	6.3	4119.0
山　东　Shandong	5374.7	1172.5	2685.9	1516.3	6.5	5284.9

96

地 区 Region		卫生 总费用 / 亿元 Total Health Expenditure/ 100 Million Yuan	构成 Composition			卫生 总费用 占地区 生产 总值的 百分比 THE as % of Gross Regional Product	人均 卫生 费用 / 元 Per Capita THE/ Yuan
			政府 卫生 支出 Govern- ment Health Expen- diture	社会 卫生 支出 Social Health Expen- diture	个人卫生 现金支出 Out-of- pocket Health Expen- diture		
河 南	Henan	4083.7	1091.6	1767.3	1224.8	6.9	4132.0
湖 北	Hubei	3051.0	759.2	1379.9	912.0	6.1	5233.3
湖 南	Hunan	3051.5	819.1	1383.6	848.8	6.6	4608.1
广 东	Guangdong	8064.0	1966.4	4014.1	2083.5	6.5	6357.6
广 西	Guangxi	1941.6	635.1	766.5	540.0	7.8	3854.2
海 南	Hainan	555.9	207.6	228.1	120.2	8.6	5447.2
重 庆	Chongqing	1692.4	457.3	763.7	471.4	6.1	5268.3
四 川	Sichuan	4254.7	1110.3	1970.8	1173.6	7.9	5082.1
贵 州	Guizhou	1536.9	569.5	588.8	378.7	7.8	3989.9
云 南	Yunnan	2065.1	762.9	743.9	558.3	7.6	4403.2
西 藏	Tibet	254.7	173.0	59.2	22.5	12.2	6958.6
陕 西	Shaanxi	2145.5	593.3	919.7	632.5	7.2	5426.1
甘 肃	Gansu	1110.7	412.9	382.5	315.3	10.8	4460.6
青 海	Qinghai	388.1	191.0	111.4	85.7	11.6	6533.1
宁 夏	Ningxia	372.9	118.1	150.5	104.2	8.2	5143.7
新 疆	Xinjiang	1584.7	535.7	668.1	381.0	9.9	6121.0

医疗卫生机构数
Number of Health Care Institutions

单位：个

机构名称　Institution	2010	2015	2020	2021	2022
总计 **Total**	**936927**	**983528**	**1022922**	**1030935**	**1032918**
医院 Hospitals	20918	27587	35394	36570	36976
基层医疗卫生机构 Grass-roots Health Care Institutions	901709	920770	970036	977790	979768
专业公共卫生机构 Specialized Public Health Institutions	11835	31927	14492	13276	12436
其他机构 Other Health Care Institutions	2465	3244	3000	3299	3738
总计中					
非公医疗卫生机构 **Non-Public Health Care Institutions**	**447995**	**439862**	**484155**	**495415**	**502162**
#医院 Hospitals	7068	14518	23524	24766	25230
基层医疗卫生机构 Grass-roots Health Care Institutions	440782	424784	459147	468662	474535

各地区医疗卫生机构数 （2022 年）

Number of Health Care Institutions by Region (2022)

单位：个

地 区 Region		合计 Total	医院 Hospitals	基层医疗 卫生机构 Grass-roots Health Care Institutions	专业公共 卫生机构 Specialized Public Health Institutions	其他机构 Others
总 计	**Total**	**1032918**	**36976**	**979768**	**12436**	**3738**
东 部	Eastern	400481	14514	379690	4131	2146
中 部	Central	324964	11106	309108	3923	827
西 部	Western	307473	11356	290970	4382	765
北 京	Beijing	10897	662	9915	98	222
天 津	Tianjin	6282	435	5686	73	88
河 北	Hebei	90194	2423	87019	638	114
山 西	Shanxi	39661	1376	37816	422	47
内蒙古	Inner Mongolia	25062	810	23751	428	73
辽 宁	Liaoning	32679	1477	30549	498	155
吉 林	Jilin	25031	825	23844	281	81
黑龙江	Heilongjiang	20599	1212	18805	504	78
上 海	Shanghai	6404	443	5726	101	134
江 苏	Jiangsu	37001	2087	33947	510	457
浙 江	Zhejiang	35967	1519	33806	409	233
安 徽	Anhui	30176	1338	28205	475	158
福 建	Fujian	29116	719	27940	324	133

续表
Continued

地 区 Region		合计 Total	医院 Hospitals	基层医疗 卫生机构 Grass-roots Health Care Institutions	专业公共 卫生机构 Specialized Public Health Institutions	其他机构 Others
江 西	Jiangxi	35683	964	34111	507	101
山 东	Shandong	86026	2666	82485	640	235
河 南	Henan	81694	2470	78320	746	158
湖 北	Hubei	36782	1182	35030	450	120
湖 南	Hunan	55338	1739	52977	538	84
广 东	Guangdong	59531	1813	56635	731	352
广 西	Guangxi	34500	850	33086	493	71
海 南	Hainan	6384	270	5982	109	23
重 庆	Chongqing	22259	857	21161	153	88
四 川	Sichuan	74041	2465	70671	686	219
贵 州	Guizhou	29150	1456	27294	344	56
云 南	Yunnan	27528	1400	25512	548	68
西 藏	Tibet	6906	182	6597	126	1
陕 西	Shaanxi	34779	1280	32978	407	114
甘 肃	Gansu	25266	704	24072	463	27
青 海	Qinghai	6376	212	5993	168	3
宁 夏	Ningxia	4607	211	4277	99	20
新 疆	Xinjiang	16999	929	15578	467	25

医院数
Number of Hospitals

单位：个

医院 Hospitals	2010	2015	2020	2021	2022
总计　Total	**20918**	**27587**	**35394**	**36570**	**36976**
按登记注册类型分 By the Type of Registration					
公立医院 Public Hospitals	13850	13069	11870	11804	11746
民营医院 Non-public Hospitals	7068	14518	23524	24766	25230
按医院等级分 By Level					
#三级医院 Tertiary Hospitals	1284	2123	2996	3275	3523
二级医院 Secondary Hospitals	6472	7494	10404	10848	11145
一级医院 Primary Hospitals	5271	8759	12252	12649	12815
按类别分 By Category					
#综合医院 General Hospitals	13681	17430	20133	20307	20190
中医医院 TCM Hospitals	2778	3267	4426	4630	4779
专科医院 Specialist Hospitals	3956	6023	9021	9699	10000

分等级医院数（2022 年）

Number of Hospitals by Grade (2022)

单位：个

医院名称 Hospitals	医院 Hospitals	综合医院 General Hospitals	中医医院 TCM Hospitals	专科医院 Specialized Hospitals
总计 Total	36976	20190	4779	10000
三级医院 Tertiary Hospitals	3523	1889	640	865
＃甲等 1st Class Hospitals	1716	925	387	313
乙等 2nd Class Hospitals	499	328	106	50
丙等 3rd Class Hospitals	34	24		9
二级医院 Secondary Hospitals	11145	4758	1971	4036
＃甲等 1st Class Hospitals	4095	2344	1328	265
乙等 2nd Class Hospitals	1255	773	163	265
丙等 3rd Class Hospitals	68	26	7	31
一级医院 Primary Hospitals	12815	9250	1323	1773
未定级医院 Other Hospitals	9493	4293	845	3326

按床位数分组医院数

Number of Different Categories of Hospitals by Beds 单位：个

分组 Group	2010	2015	2020	2021	2022
医院合计 **All Hospitals**	**20918**	**27587**	**35394**	**36570**	**36976**
<100 张（Bed）	12394	16542	21246	21907	21904
100 ～ 199 张（Bed）	3496	4073	5297	5412	5483
200 ～ 499 张（Bed）	3241	3912	4761	5018	5174
500 ～ 799 张（Bed）	1069	1568	2005	2068	2190
≥ 800 张（Bed）	718	1492	2085	2165	2225
#综合医院 General Hospitals	13681	17430	20133	20307	20190
<100 张（Bed）	7981	10567	12185	12366	12243
100 ～ 199 张（Bed）	2086	2317	2778	2742	2664
200 ～ 499 张（Bed）	2203	2282	2346	2354	2347
500 ～ 799 张（Bed）	802	1053	1230	1220	1281
≥ 800 张（Bed）	609	1211	1594	1625	1655
中医医院 TCM Hospitals	2778	3267	4426	4630	4779
<100 张（Bed）	1246	1283	2142	2303	2389
100 ～ 199 张（Bed）	841	717	672	665	677
200 ～ 499 张（Bed）	557	901	1024	1027	1031
500 ～ 799 张（Bed）	97	250	395	423	450
≥ 800 张（Bed）	37	116	193	212	232

各地区医院数（2022 年）

Number of Hosptials by Region (2022)　　　　单位：个

地　区 Region	合计 Total	按登记注册类型分 By the Type of Registration		按医院等级分 By Level		
		公立医院 Public Hospitals	民营医院 Non- public Hospitals	三级医院 Tertiary Hospitals	二级医院 Secondary Hospitals	一级医院 Primary Hospitals
总　计　**Total**	**36976**	**11746**	**25230**	**3523**	**11145**	**12815**
东　部　Eastern	14514	4418	10096	1452	3865	4971
中　部　Central	11106	3520	7586	1016	3475	3728
西　部　Western	11356	3808	7548	1055	3805	4116
北　京　Beijing	662	189	473	118	159	349
天　津　Tianjin	435	127	308	49	90	187
河　北　Hebei	2423	712	1711	102	646	1343
山　西　Shanxi	1376	446	930	62	408	259
内蒙古　Inner Mongolia	810	328	482	93	343	275
辽　宁　Liaoning	1477	436	1041	163	383	487
吉　林　Jilin	825	258	567	73	281	182
黑龙江　Heilongjiang	1212	549	663	115	362	380
上　海　Shanghai	443	162	281	52	92	9
江　苏　Jiangsu	2087	437	1650	205	505	758
浙　江　Zhejiang	1519	446	1073	152	211	40
安　徽　Anhui	1338	359	979	135	490	494
福　建　Fujian	719	287	432	99	287	233

地 区 Region	合计 Total	按登记注册类型分 By the Type of Registration		按医院等级分 By Level		
		公立医院 Public Hospitals	民营医院 Non-public Hospitals	三级医院 Tertiary Hospitals	二级医院 Secondary Hospitals	一级医院 Primary Hospitals
江 西 Jiangxi	964	317	647	102	283	279
山 东 Shandong	2666	768	1898	203	780	999
河 南 Henan	2470	732	1738	188	645	1345
湖 北 Hubei	1182	395	787	198	386	299
湖 南 Hunan	1739	464	1275	143	620	490
广 东 Guangdong	1813	736	1077	270	644	477
广 西 Guangxi	850	353	497	98	370	276
海 南 Hainan	270	118	152	39	68	89
重 庆 Chongqing	857	218	639	80	267	343
四 川 Sichuan	2465	680	1785	317	745	924
贵 州 Guizhou	1456	289	1167	83	448	722
云 南 Yunnan	1400	447	953	110	503	499
西 藏 Tibet	182	128	54	18	61	51
陕 西 Shaanxi	1280	443	837	81	458	368
甘 肃 Gansu	704	284	420	69	196	68
青 海 Qinghai	212	111	101	25	100	13
宁 夏 Ningxia	211	66	145	20	84	73
新 疆 Xinjiang	929	461	468	61	230	504

基层医疗卫生机构数

Number of Grass-roots Health Care Institutions

单位：个

机构名称 Institution	2010	2015	2020	2021	2022
总计 **Total**	**901709**	**920770**	**970036**	**977790**	**979768**
社区卫生服务中心 Community Health Centers	6903	8806	9826	10122	10353
#政府办 Government-run	5900	6164	6848	7042	7246
社区卫生服务站 Community Health Stations	25836	25515	25539	26038	26095
#政府办 Government-run	12490	12082	10482	10631	10279
街道卫生院 Sub-district Health Centers	929	524	539	512	531
乡镇卫生院 Township Health Centers	37836	36817	35762	34943	33917
#政府办 Government-run	37217	36344	35259	34494	33487
村卫生室 Village Clinics	648424	640536	608828	599292	587749
门诊部 Outpatient Departments	8291	13282	29709	35827	38737
诊所（医务室） Clinics	173490	195290	259833	271056	282386

各地区基层医疗卫生机构数（2022 年）
Number of Grass-roots Health Care Institutions by Region (2022)

单位：个

地 区 Region	合计 Total	社区服务 中心（站） Community Health Centers （Stations）	乡镇 卫生院 Township Health Centers	村 卫生室 Village Clinics	门诊部 （所） Clinics
总　计　**Total**	**979768**	**36448**	**33917**	**587749**	**321123**
东　部　Eastern	379690	20001	8888	204960	145749
中　部　Central	309108	8321	11146	204615	84723
西　部　Western	290970	8126	13883	178174	90651
北　京　Beijing	9915	1995		2584	5336
天　津　Tianjin	5686	674	132	2199	2676
河　北　Hebei	87019	1598	1970	59547	23904
山　西　Shanxi	37816	1040	1303	25056	10173
内蒙古　Inner Mongolia	23751	1240	1249	12824	8437
辽　宁　Liaoning	30549	1389	1019	16202	11924
吉　林　Jilin	23844	322	762	8831	13929
黑龙江　Heilongjiang	18805	621	966	9982	7229
上　海　Shanghai	5726	1191		1142	3393
江　苏　Jiangsu	33947	2654	938	14750	15598
浙　江　Zhejiang	33806	4382	1033	11388	16990
安　徽　Anhui	28205	1827	1339	15601	9430
福　建　Fujian	27940	731	880	16755	9574

续表
Continued

地 区 Region	合计 Total	社区服务 中心（站） Community Health Centers （Stations）	乡镇 卫生院 Township Health Centers	村 卫生室 Village Clinics	门诊部 （所） Clinics
江 西 Jiangxi	34111	597	1592	26136	5781
山 东 Shandong	82485	2433	1480	52387	26140
河 南 Henan	78320	1875	1995	59974	14464
湖 北 Hubei	35030	1053	1104	22906	9940
湖 南 Hunan	52977	986	2085	36129	13777
广 东 Guangdong	56635	2729	1162	25304	27433
广 西 Guangxi	33086	346	1267	18938	12535
海 南 Hainan	5982	225	274	2702	2781
重 庆 Chongqing	21161	638	805	9629	10084
四 川 Sichuan	70671	1134	2799	43823	22903
贵 州 Guizhou	27294	921	1320	19739	5264
云 南 Yunnan	25512	661	1368	13572	9884
西 藏 Tibet	6597	16	673	5250	657
陕 西 Shaanxi	32978	719	1516	21951	8756
甘 肃 Gansu	24072	701	1354	16265	5749
青 海 Qinghai	5993	276	407	4475	835
宁 夏 Ningxia	4277	242	204	2150	1681
新 疆 Xinjiang	15578	1232	921	9558	3866

中医类医疗卫生机构数

Number of TCM Institutions

单位：个

机构名称 Institution	2010	2015	2020	2021	2022
总计　Total	**36714**	**46541**	**72355**	**77336**	**80319**
中医类医院 Hospitals Specialized in TCM	3232	3966	5482	5715	5862
中医医院 　TCM Hospitals	2778	3267	4426	4630	4779
中西医结合医院 　Hospitals of Integrated Chinese and Western Medicine	256	446	732	756	762
民族医院 　Hospitals of Traditional Ethnic Medicine	198	253	324	329	321
中医类门诊部 Outpatient Departments Specialized in TCM	937	1640	3539	3840	3786
中医门诊部 　TCM Outpatient Departments	734	1304	3000	3276	3231
中西医结合门诊部 　Outpatient Departments of Integrated Chinese and Western Medicine	192	320	508	529	519
民族医门诊部 　Outpatient Departments of Traditional Ethnic Medicine	11	16	31	35	36
中医类诊所 Clinics Specialized in TCM	32496	40888	63291	67743	70631
中医诊所 　TCM Clinics	24978	32968	53560	54434	60396
中西医结合诊所 　Clinics of Integrated Chinese and Western Medicine	7159	7386	9090	9424	9625
民族医诊所 　Clinics of Traditional Ethnic Medicine	359	534	641	624	610
中医类研究机构 Institutions Specialized in TCM Research	49	47	43	38	40
中医（药）研究院（所） 　TCM Institutions	36	35	34	32	33
中西医结合研究所 　Institutions of Integrated Chinese and Western Medicine	3	3	2	1	1
民族医（药）学研究所 　Institutions of Traditional Ethnic Medicine	10	9	7	5	6

提供中医服务的基层医疗卫生机构数
Grass-roots Health Care Institutions Providing TCM Services

机构名称 Institution	2015	2019	2020	2021	2022
提供中医服务的基层医疗卫生机构数 / 个 **Grass-roots Health Care Institutions Providing TCM Services**	**400635**	**459595**	**475629**	**499914**	**497353**
社区卫生服务中心 Community Health Centers	5718	6878	7201	7480	7737
社区卫生服务站 Community Health Stations	7734	9981	10868	11509	11948
乡镇卫生院 Township Health Centers	33070	34148	34068	33470	32596
村卫生室 Village Clinics	354113	408588	423492	447455	445072
占同类机构总数的比重 /% **As % of the Same Type of Institution**					
社区卫生服务中心 Community Health Centers	96.9	98.3	99.0	99.6	99.5
社区卫生服务站 Community Health Stations	81.0	85.9	90.6	93.0	93.4
乡镇卫生院 Township Health Centers	93.0	97.1	98.0	99.1	99.4
村卫生室 Village Clinics	60.3	71.3	74.5	79.9	81.2

注：① 2015 年起按配备中医类别执业（助理）医师、有中草药收入、中医处方、开展中医医疗技术和中医药健康管理的社区卫生服务中心（站）、乡镇卫生院数及以中医、中西医结合、民族医为主、有中药柜、开展中医医疗技术和中医药健康管理的村卫生室统计。②本表不含分支机构。

Note: ① From 2015, it has practising （assistant） doctors of traditional Chinese medicine （TCM）, the income of Chinese herbal medicine, Chinese medicine prescriptions, having medical technology and health management of traditional Chinese medicine in the community health service center （station） and township health centers;It were carried out by Chinese medicine, Chinese and Western medicine, national medicine, Chinese medicine cabinet, Chinese medical technology and traditional Chinese medicine health management in village health clinics. ② The table does not contain branches.

专业公共卫生机构数

Number of Specialized Public Health Institutions

单位：个

机构名称 Institution	2010	2015	2020	2021	2022
总计 **Total**	**11835**	**31927**	**14492**	**13276**	**12436**
疾病预防控制中心 CDC	3513	3478	3384	3376	3386
专科疾病防治机构 Specialized Disease Prevention and Treatment Institutions	1274	1234	1048	932	856
健康教育机构 Health Education Institutions	139	166	174	184	250
妇幼保健机构 MCH Institutions	3025	3078	3052	3032	3031
急救中心（站） Emergency Centers （First-aid Stations）	245	345	484	526	545
采供血机构 Institutions for Blood Gathering and Supplying	530	548	606	628	637
卫生监督机构 Health Inspection Institutions	2992	2986	2934	3010	2944
计划生育技术服务机构 Institutions for Family Planning Services	117	20092	2810	1588	787

注：2013 年起增加原计生部门主管的计划生育技术服务机构。

Note: Since 2013,have been included the family planning technical service institution, under the administration of the original family planning department.

各地区专业公共卫生机构数（2022年）
Number of Specialized Public Health Institutions by Region (2022)

单位：个

地　区 Region		合计 Total	疾病 预防 控制 中心 CDC	专科疾病 防治机构 Specialized Disease Prevention and Treatment Institutions	妇幼 保健 机构 MCH Institutions	卫生 监督 机构 Health Inspection Institutions
总　计	**Total**	**12436**	**3386**	**856**	**3031**	**2944**
东　部	Eastern	4131	1048	369	945	924
中　部	Central	3923	1053	363	955	938
西　部	Western	4382	1285	124	1131	1082
北　京	Beijing	98	27	17	17	18
天　津	Tianjin	73	20	3	17	18
河　北	Hebei	638	187	12	184	180
山　西	Shanxi	422	132	8	129	114
内蒙古	Inner Mongolia	428	122	11	115	118
辽　宁	Liaoning	498	113	46	84	106
吉　林	Jilin	281	67	55	70	48
黑龙江	Heilongjiang	504	147	28	116	132
上　海	Shanghai	101	19	15	19	17
江　苏	Jiangsu	510	115	25	118	113
浙　江	Zhejiang	409	102	14	97	100
安　徽	Anhui	475	124	41	127	112
福　建	Fujian	324	101	21	94	85

地 区 Region		合计 Total	疾病 预防 控制 中心 CDC	专科疾病 防治机构 Specialized Disease Prevention and Treatment Institutions	妇幼 保健 机构 MCH Institutions	卫生 监督 机构 Health Inspection Institutions
江 西	Jiangxi	507	141	83	111	108
山 东	Shandong	640	191	77	158	140
河 南	Henan	746	180	21	164	180
湖 北	Hubei	450	117	58	100	107
湖 南	Hunan	538	145	69	138	137
广 东	Guangdong	731	145	124	132	147
广 西	Guangxi	493	122	29	106	126
海 南	Hainan	109	28	15	25	0
重 庆	Chongqing	153	41	12	41	39
四 川	Sichuan	686	211	21	202	162
贵 州	Guizhou	344	101	4	99	94
云 南	Yunnan	548	150	28	147	143
西 藏	Tibet	126	82	0	34	3
陕 西	Shaanxi	407	119	5	117	115
甘 肃	Gansu	463	104	9	99	95
青 海	Qinghai	168	55	2	50	48
宁 夏	Ningxia	99	25	0	23	24
新 疆	Xinjiang	467	153	3	98	115

医疗卫生机构床位数

Number of Beds in Health Care Institutions 单位：万张

机构名称 Institution	2010	2015	2020	2021	2022
总计 **Total**	**478.7**	**701.5**	**910.1**	**945.0**	**975.0**
医院 Hospitals	338.7	533.1	713.1	741.4	766.3
基层医疗卫生机构 Grass-roots Health Care Institutions	119.2	141.4	164.9	170.0	175.1
专业公共卫生机构 Specialized Public Health Institutions	16.5	23.6	29.6	30.2	31.4
其他机构 Other Health Care Institutions	4.3	3.4	2.4	3.5	2.2
总计中					
非公医疗卫生机构 Non-public Health Care Institutions	**41.2**	**107.5**	**209.1**	**228.2**	**236.6**
#医院 Hospitals	37.4	103.4	204.1	220.7	230.0
基层医疗卫生机构 Grass-roots Health Care Institutions	3.8	3.9	4.4	6.7	5.7

各地区医疗卫生机构床位数（2022 年）
Number of Beds in Health Care Institutions by Region (2022)

单位：张

地　区 Region	床位总数 Number of Beds	医院 Hospitals	公立医院 Public Hospitals	每千人口 医疗卫生 机构床位数 Beds per 1000 Population
总　计　Total	9749933	7662929	5363364	6.92
东　部　Eastern	3719811	3055247	2107929	6.12
中　部　Central	3172304	2412713	1713406	7.57
西　部　Western	2857818	2194969	1542029	7.46
北　京　Beijing	133932	126309	90935	6.13
天　津　Tianjin	68538	62185	48005	5.03
河　北　Hebei	485658	382583	269387	6.55
山　西　Shanxi	228353	186214	132657	6.56
内蒙古　Inner Mongolia	167692	135193	111358	6.98
辽　宁　Liaoning	326159	284073	191365	7.77
吉　林　Jilin	177175	154158	105691	7.55
黑龙江　Heilongjiang	261301	223245	163956	8.43
上　海　Shanghai	165344	148243	100505	6.68
江　苏　Jiangsu	562961	443686	260679	6.61
浙　江　Zhejiang	381687	339270	222185	5.80
安　徽　Anhui	443964	339157	229512	7.25
福　建　Fujian	232425	184774	138447	5.55

续表
Continued

地 区 Region		床位总数 Number of Beds	医院 Hospitals	公立医院 Public Hospitals	每千人口 医疗卫生 机构床位数 Beds per 1000 Population
江 西	Jiangxi	314472	227271	158824	6.95
山 东	Shandong	693626	538439	384037	6.83
河 南	Henan	752209	561076	398050	7.62
湖 北	Hubei	450327	324090	249661	7.71
湖 南	Hunan	544503	397502	275055	8.24
广 东	Guangdong	608272	497130	367961	4.81
广 西	Guangxi	341716	236649	176235	6.77
海 南	Hainan	61209	48555	34423	5.96
重 庆	Chongqing	250832	186135	120758	7.81
四 川	Sichuan	683873	516961	334661	8.17
贵 州	Guizhou	309703	242023	138753	8.03
云 南	Yunnan	341232	263406	181940	7.27
西 藏	Tibet	19992	15371	11408	5.49
陕 西	Shaanxi	289556	238281	168134	7.32
甘 肃	Gansu	188914	144533	118243	7.58
青 海	Qinghai	42946	36281	30237	7.22
宁 夏	Ningxia	41782	36256	27100	5.74
新 疆	Xinjiang	179580	143880	123202	6.94

医院床位数
Number of Beds in Hospitals

单位：万张

机构名称 Institution	2010	2015	2020	2021	2022
总计 Total	**338.7**	**533.1**	**713.1**	**741.4**	**766.3**
按登记注册类型分 By the Type of Registration					
公立医院 Public Hospitals	301.4	429.6	509.1	520.8	536.3
民营医院 Non-public Hospitals	37.4	103.4	204.1	220.7	230.0
按医院等级分 By Level					
# 三级医院 Tertiary Hospitals	106.5	204.8	300.3	323.1	344.5
二级医院 Secondary Hospitals	160.1	219.7	271.8	274.3	277.3
一级医院 Primary Hospitals	25.7	48.2	71.3	72.6	73.2
按类别分 By Category					
# 综合医院 General Hospitals	245.0	372.1	462.2	470.0	479.1
中医医院 TCM Hospitals	42.4	71.5	98.1	102.3	107.9
专科医院 Specialist Hospitals	45.9	76.3	125.8	139.8	148.5

医院分科床位数及构成

Number and Percentage of Beds by Department in Hospitals

分科 Department	床位数 / 张 Number of Beds			构成 /% Percentage/%		
	2020	2021	2022	2020	2021	2022
总计 Total	**7131186**	**7414228**	**7662929**	**100.0**	**100.0**	**100.0**
内科 Internal Medical Department	1774533	1812657	1880274	24.9	24.5	24.5
外科 Surgical Department	1290003	1322255	1335756	18.1	17.8	17.4
儿科 Pediatric Department	352412	356920	352762	4.9	4.8	4.6
妇产科 Obs. and Gyn. Department	458283	442939	424408	6.4	6.0	5.5
眼科 Ophthalmologic Department	138322	144776	145529	1.9	2.0	1.9
耳鼻咽喉科 ENT Department	88138	89042	89131	1.2	1.2	1.2
口腔科 Stomatologic Department	36979	38604	38176	0.5	0.5	0.5
精神科 Psychiatric Department	652939	754095	823517	9.2	10.2	10.7
传染科 Infectious Disease Department	143214	147346	162498	2.0	2.0	2.1
结核病科 Tuberculosis Department	20711	20825	19338	0.3	0.3	0.3
肿瘤科 Oncology Department	258758	272468	279644	3.6	3.7	3.6
中医科 TCM Department	1103026	1114063	1170533	15.5	15.0	15.3
其他 Others	813868	898238	941363	11.4	12.1	12.3

基层医疗卫生机构床位数
Number of Beds in Grass-roots Health Care Institutions

单位：张

机构名称 Institution	2010	2015	2020	2021	2022
总计　Total	**1192242**	**1413842**	**1649384**	**1699776**	**1751081**
＃社区卫生服务中心 Community Health Centers	137628	178410	225539	239139	251453
＃政府办 Government-run	116569	138937	177263	188550	199101
社区卫生服务站 Community Health Stations	31186	22569	12804	12581	11601
＃政府办 Government-run	9663	4065	2704	2238	1836
街道卫生院 Sub-district Health Centers	19746	8867	12630	12225	13164
乡镇卫生院 Township Health Centers	994329	1196122	1390325	1417410	1455876
＃政府办 Government-run	978983	1183178	1370674	1606120	1441452
门诊部 Outpatient Departments	9233	7716	7522	17078	10892

中医类医疗机构床位数

Number of Beds in TCM Clinical Departments

单位：张

机构名称 Institution	2010	2015	2020	2021	2022
总计　Total	**548726**	**957523**	**1432900**	**1505309**	**1587484**
中医类医院 Hospitals Specialized in TCM	471289	819412	1148135	1197032	1258352
中医医院 TCM Hospitals	424244	715393	981142	1022754	1078758
中西医结合医院 Hospitals of Integrated Chinese and Western Medicine	35234	78611	124614	132094	137787
民族医医院 Hospitals of Traditional Ethnic Medicine	11811	25408	42379	42184	41807
中医类门诊部 Outpatient Departments Specialized in TCM	596	585	438	947	922
中医门诊部 TCM Outpatient Departments	407	370	294	590	684
中西医结合门诊部 Outpatient Departments of Integrated Chinese and Western Medicine	185	197	142	303	188
民族医门诊部 Outpatient Departments of Traditional Ethnic Medicine	4	18	2	54	50
非中医类医疗机构中医临床科室 TCM Clinical Department in non-TCM Institutions	76841	137526	284327	307330	328210

注：中医类临床科室包括中医科各专业、中西医结合科、民族医学科。

Note: Clinical Departments of TCM include departments of TCM,integrated Chinese and Western Medicine,and traditional ethnic medicine.

卫生人员数

Number of Health Personnel

单位：万人

指标 Indictor	2010	2015	2020	2021	2022
总计 Total	820.8	1069.4	1347.5	1398.5	1441.1
卫生技术人员 Health Technical Personnel	587.6	800.8	1067.8	1124.4	1165.8
执业（助理）医师 Physicians and Physician Assistants	241.3	303.9	408.6	428.8	443.5
#执业医师 Physicians	197.3	250.8	340.2	359.1	372.2
注册护士 Registered Nurses	204.8	324.1	470.9	501.9	522.4
药剂师（士） Pharmacists	35.4	42.3	49.7	52.1	53.1
技师（士） Laboratory Technicians	33.9	42.9	56.1	69.2	75.1
其他卫生技术人员 Other Health Technical Personnel	72.2	87.5	82.6	72.4	71.7
乡村医生和卫生员 Village Doctors and Assistants	109.2	103.2	79.6	69.7	66.5
#乡村医生 Village Doctors	103.2	96.3	75.0	67.7	64.6
其他技术人员 Other Technical Personnel	29.0	40.0	53.0	59.9	60.6
管理人员 Administrative Staff	37.1	47.3	56.1	81.8	91.8
工勤技能人员 Logistics Technical Workers	57.9	78.2	91.1	98.5	99.0

注：① 2010 年起，卫生人员包括返聘本单位半年以上人员。② 2010—2021 年卫生技术人员包括取得"卫生监督员证书"的公务员 1 万人。以下各表同。③ 2021 年起，管理人员中包含同时担负管理任务和业务工作的人员。④ 2022 年，有 42.6 万人同时担负管理任务和业务工作。

Note: ① Health personnel re-employed for more than six months are included since 2010. ② From 2011 to 2021, health technical personnel include 10000 sanitation supervisors in public servants. The same applies to the related tables following. ③ Since 2021, administrative staff includes people who are responsible for both management task and clinical task. ④ In 2022, there are 426,000 who are responsible for both management task and clinical task.

各地区卫生人员数（2022 年）

Number of Health Personnel by Region (2022)

单位：人

地 区 Region	人员数 Personnel	卫生技术 人员 Health Technical Personnel	执业（助理） 医师 Physicians and Physician Assistants	注册护士 Registered Nurses
总 计 **Total**	**14410844**	**11657878**	**4434728**	**5224244**
东 部 Eastern	6247580	5089295	2004792	2245667
中 部 Central	4132805	3333357	1289401	1517057
西 部 Western	4030459	3235226	1140535	1461520
北 京 Beijing	368629	295489	114792	126111
天 津 Tianjin	154995	124415	52550	48254
河 北 Hebei	732878	583380	262303	238241
山 西 Shanxi	364389	283864	113359	126222
内蒙古 Inner Mongolia	267794	216995	85970	91540
辽 宁 Liaoning	425459	340317	133348	157806
吉 林 Jilin	278762	217979	86661	98639
黑龙江 Heilongjiang	320904	253134	98275	110654
上 海 Shanghai	288355	235954	86042	106373
江 苏 Jiangsu	875278	713660	279242	318294
浙 江 Zhejiang	731748	612766	246606	267048
安 徽 Anhui	553360	471176	185983	221426
福 建 Fujian	379562	307954	116090	136663

续表
Continued

地 区 Region	人员数 Personnel	卫生技术 人员 Health Technical Personnel	执业（助理） 医师 Physicians and Physician Assistants	注册护士 Registered Nurses
江 西 Jiangxi	390802	314008	113311	144440
山 东 Shandong	1078756	876465	350039	387142
河 南 Henan	1015585	805432	316255	353912
湖 北 Hubei	576995	468605	176839	217550
湖 南 Hunan	632008	519159	198718	244214
广 东 Guangdong	1109644	916284	333221	420399
广 西 Guangxi	517122	415179	138636	192854
海 南 Hainan	102276	82611	30559	39336
重 庆 Chongqing	315851	253183	94589	117308
四 川 Sichuan	887497	698227	258182	318267
贵 州 Guizhou	398296	321438	109411	147126
云 南 Yunnan	486258	396334	132426	189852
西 藏 Tibet	42199	26420	11087	8137
陕 西 Shaanxi	455872	378222	125594	163112
甘 肃 Gansu	254041	207244	72312	94689
青 海 Qinghai	66976	52054	18978	21547
宁 夏 Ningxia	74347	61815	22728	28111
新 疆 Xinjiang	264206	208115	70622	88977

卫生技术人员数
Number of Health Technical Personnel

单位：万人

指标 Indictor	2010	2015	2020	2021	2022
卫生技术人员数 **Health Technical Personnel**	**587.6**	**800.8**	**1067.8**	**1124.4**	**1165.8**
城市　Urban	295.5	422.0	585.5	656.2	677.5
农村　Rural	291.1	377.7	481.3	467.2	488.3
#执业（助理）医师 Physicians and Physician Assistants	241.3	303.9	408.6	428.8	443.5
城市　Urban	115.2	153.8	217.4	248.0	255.2
农村　Rural	126.1	150.2	191.2	180.8	188.2
#执业医师 Physicians	197.3	250.8	340.2	359.1	372.2
城市　Urban	106.2	143.1	202.2	224.0	231.0
农村　Rural	91.1	107.7	138.0	135.1	141.2
注册护士 Registered Nurses	204.8	324.1	470.9	501.9	522.4
城市　Urban	120.0	189.3	276.1	304.9	314.8
农村　Rural	84.8	134.9	194.7	197.0	207.6

注：城市包括直辖市和地级市所辖区，农村包括县及县级市。

Note: Urban areas include municipalities, districts under the Jurisdiction of cities, and cities at county level. Rural areas include counties and cities at county-level.

每千人口卫生技术人员数
Number of Health Technical Personnel per 1000 Population

单位：人

指标 Indictor	2010	2015	2020	2021	2022
卫生技术人员 **Health Technical Personnel**	**4.39**	**5.84**	**7.57**	**7.97**	**8.27**
城市　Urban	7.62	10.21	11.46	9.87	10.20
农村　Rural	3.04	3.90	5.18	6.27	6.55
执业（助理）医师 Physicians and Physician Assistants	1.80	2.22	2.90	3.04	3.15
城市　Urban	2.97	3.72	4.25	3.73	3.84
农村　Rural	1.32	1.55	2.06	2.42	2.53
#执业医师 Physicians	1.47	1.84	2.41	2.55	2.64
城市　Urban	2.74	3.46	3.96	3.37	3.48
农村　Rural	0.95	1.11	1.49	1.81	1.89
注册护士 Registered Nurses	1.53	2.37	3.34	3.56	3.71
城市　Urban	3.09	4.58	5.40	4.58	4.74
农村　Rural	0.89	1.39	2.10	2.64	2.79

注：① 2021 年前，城市、农村以户籍人口为分母；2021 年后，城市、农村以常住人口为分母。②城市、农村人口系推算数字。

Note: ① Before 2021, registered population will be the denominator in urban and rural areas, and after 2021, permanent resident population will be the denominator in urban and rural areas. ② Urban and rural population are estimates.

各地区每千人口卫生人员数（2022 年）
Number of Health Personnel per 1000 Population by Region (2022)

地　区 Region	每千人口 Per 1000 Population		每万人口 Per 10000 Population	
	执业（助理） 医师 Physicians and Physician Assistants	注册护士 Registered Nurses	全科医生数 General Practitioners	专业公共 卫生机构 人员数 Public Health Workers
总　计 Total	**3.15**	**3.71**	**3.28**	**6.94**
东　部 Eastern	3.30	3.70	3.87	6.36
中　部 Central	3.08	3.62	2.97	7.09
西　部 Western	2.98	3.82	2.69	7.72
北　京 Beijing	5.26	5.77	3.70	7.64
天　津 Tianjin	3.86	3.54	3.53	5.00
河　北 Hebei	3.54	3.21	3.62	6.39
山　西 Shanxi	3.26	3.63	2.21	6.47
内蒙古 Inner Mongolia	3.58	3.81	2.77	9.05
辽　宁 Liaoning	3.18	3.76	3.26	4.59
吉　林 Jilin	3.69	4.20	2.93	6.96
黑龙江 Heilongjiang	3.17	3.57	3.31	6.85
上　海 Shanghai	3.48	4.30	4.53	5.88
江　苏 Jiangsu	3.28	3.74	5.38	4.95
浙　江 Zhejiang	3.75	4.06	3.99	6.11
安　徽 Anhui	3.04	3.61	3.51	5.02
福　建 Fujian	2.77	3.26	3.38	6.31

地 区 Region	每千人口 Per 1000 Population		每万人口 Per 10000 Population	
	执业（助理） 医师 Physicians and Physician Assistants	注册护士 Registered Nurses	全科医生数 General Practitioners	专业公共 卫生机构 人员数 Public Health Workers
江 西 Jiangxi	2.50	3.19	1.67	8.09
山 东 Shandong	3.44	3.81	3.51	7.15
河 南 Henan	3.20	3.59	3.06	7.86
湖 北 Hubei	3.03	3.72	2.37	7.55
湖 南 Hunan	3.01	3.70	4.02	7.23
广 东 Guangdong	2.63	3.32	3.62	7.25
广 西 Guangxi	2.75	3.82	3.09	9.91
海 南 Hainan	2.98	3.83	2.98	8.24
重 庆 Chongqing	2.94	3.65	3.05	5.31
四 川 Sichuan	3.08	3.80	2.97	6.58
贵 州 Guizhou	2.84	3.82	2.27	7.89
云 南 Yunnan	2.82	4.05	2.43	8.30
西 藏 Tibet	3.04	2.23	1.43	6.30
陕 西 Shaanxi	3.18	4.12	3.73	7.88
甘 肃 Gansu	2.90	3.80	1.83	8.98
青 海 Qinghai	3.19	3.62	2.03	6.66
宁 夏 Ningxia	3.12	3.86	1.83	8.46
新 疆 Xinjiang	2.73	3.44	1.42	6.33

卫生技术人员年龄、学历及技术职务构成（2022 年）

Percentage of Health Technical Personnel by Age, Educational-Level, and Technical Position (2022)

单位：%

分组 Group	合计 Total	医院 Hospitals	社区卫生 服务中心 Community Health Centers	乡镇 卫生院 Township Health Centers	疾病预防 控制中心 CDC
构成	**100.0**	**100.0**	**100.0**	**100.0**	**100.0**
按年龄分 By Age Group					
25 岁以下	8.4	8.6	6.1	8.8	4.3
25～34 岁	42.3	45.7	34.7	37.2	28.2
35～44 岁	26.1	26.1	31.2	26.2	26.8
45～54 岁	14.7	12.5	20.7	20.9	25.9
55～59 岁	4.0	3.6	3.8	4.0	9.4
60 岁及以上	4.6	3.4	3.5	2.9	5.4
按学历分 By Educational Level					
研究生 Postgraduate	6.9	9.4	2.1	0.2	8.5
本科 Undergraduate	38.5	42.9	42.3	25.1	46.3
大专 Junior College	37.8	35.3	39.0	44.2	30.0
中专 Secondary Technical School	15.9	11.8	15.4	28.3	13.7
高中及以下 Senior Secondary School and Below	1.0	0.6	1.3	2.1	1.5
按技术职务分 By Technical Position					
高级 Senior	10.0	11.8	7.7	4.6	15.6
中级 Intermediate	22.3	23.7	26.6	15.8	29.0
初级 Junior	59.8	56.9	58.7	69.8	45.4
未聘 Others	7.8	7.6	7.0	9.8	10.0

注：本表不包含村卫生室数据，下表同
Note: Data in this table does not include village clinic. The same for the next table.

128

执业（助理）医师年龄、学历及技术职务构成（2022 年）

Percentage of Physicians and Physician Assistants by Age, Educational-Level, and Technical Position (2022)　单位：%

分组 Group	合计 Total	医院 Hospitals	社区卫生 服务中心 Community Health Centers	乡镇 卫生院 Township Health Centers	疾病预防 控制中心 CDC
构成	100.0	100.0	100.0	100.0	100.0
按年龄分 By Age Group					
25 岁以下	0.8	0.5	0.9	1.8	0.5
25 ～ 34 岁	27.6	31.1	23.4	24.4	19.9
35 ～ 44 岁	33.3	35.4	34.4	31.1	26.3
45 ～ 54 岁	22.6	19.7	29.1	31.6	31.8
55 ～ 59 岁	6.8	6.5	6.0	6.5	13.8
60 岁及以上	8.9	6.8	6.1	4.6	7.7
按学历分 By Educational Level					
研究生 　Postgraduate	16.6	25.0	4.9	0.5	10.2
大学 　Undergraduate	46.4	52.4	53.9	33.1	48.6
大专 　Junior College	25.2	17.0	29.1	41.2	26.9
中专 　Secondary Technical School	10.9	5.2	10.8	23.4	13.0
高中及以下 　Senior Secondary School and Below	1.0	0.4	1.2	1.8	1.3
按技术职务分 By Technical Position					
高级 Senior	21.3	27.4	14.6	8.5	23.8
中级 Intermediate	30.4	32.6	34.5	21.9	36.3
初级 Junior	45.1	36.8	48.6	66.8	37.4
未聘 Others	3.2	3.1	2.3	2.7	2.5

各类别执业（助理）医师及构成
Physicians and Physician Assistants by Practicing Category

分类 Class	2015	2020	2021	2022
人数 / 万人 **Number/10000**	**289.3**	**408.6**	**428.7**	**443.5**
临床类别 Clinical	222.2	300.7	312.6	321.2
中医类别 Chinese Medicine	41.9	68.3	73.2	76.4
口腔类别 Stomatology	14.0	27.8	31.1	33.4
公共卫生类别 Public Health	11.2	11.8	11.9	12.5
构成 /%	**100.0**	**100.0**	**100.0**	**100.0**
临床类别 Clinical	76.8	73.6	72.9	72.4
中医类别 Chinese Medicine	14.5	16.7	17.1	17.2
口腔类别 Stomatology	4.9	6.8	7.2	7.5
公共卫生类别 Public Health	3.9	2.9	2.8	2.8

全科医生数 （2022 年）
Number of General Practitioners (2022)

单位：人

机构名称 Institution	合计 Total	注册为全科医学专业的人数 Registered as General Practioners	注册为乡村全科执业助理医师的人数 Registered as County Assistant General Practitioners	取得全科医生培训合格证的人数 Obtained General Practitioner Training Certificates
人数 **Number**	**463048**	**367486**	**95562**	**162443**
#医院 Hospitals	71889	71889		39077
社区服务中心（站） Community Health Centers and Stations	105651	102050	3601	33734
乡镇卫生院 Township Health Centers	174296	151939	22357	69967
村卫生室 County Health Centers	93743	25193	68550	12026

注: 全科医生数指注册为全科医学专业的执业（助理）医师与注册为乡村全科执业助理医师之和。
Note: Number of General Practitioners includes physicians and physician assistants registered as general practitioner and county general physician assistants.

分科执业（助理）医师构成
Percentage of Physicians and Physician Assistants by Department

单位：%

科别 Department	2015	2020	2021	2022
总计　Total	**100.0**	**100.0**	**100.0**	**100.0**
内科 Internal Medical Department	22.8	22.0	19.1	18.5
外科 Surgical Department	12.6	11.8	10.2	9.9
儿科 Pediatric Department	3.9	4.0	4.8	5.1
妇产科 Obs. and Gyn. Department	9.3	8.4	8.7	8.3
眼科 Ophthalmologic Department	1.3	1.3	1.3	1.4
耳鼻咽喉科 ENT Department	1.4	1.2	1.1	1.1
口腔科 Stomatologic Department	5.2	6.9	7.1	7.7
精神科 Psychiatric Department	0.9	1.1	1.5	1.7
传染科 Infectious Disease Department	0.7	0.5	0.8	0.9
结核病科 Tuberculosis Department	0.2	0.2	0.2	0.2
皮肤病科 Dermatological Department	0.9	0.8	0.7	0.7
肿瘤科 Oncology Department	0.9	1.0	1.3	1.5
影像科 Radiological Department	6.7	6.8	5.6	5.4
中医科 TCM Department	11.6	12.5	15.8	16.7
其他 Others	21.8	21.3	21.6	21.1

各类医疗卫生机构人员数
Number of Personnel in Health Care Institutions

单位：万人

指标 Indictor	2010	2015	2020	2021	2022
医院卫生人员 **Health Personnel of Hospitals**	**422.7**	**613.3**	**811.2**	**848.1**	**874.8**
# 卫生技术人员 Health Technical Personnel	343.8	507.1	677.5	711.5	735.3
# 执业（助理）医师 Physicians and Physician Assistants	126.1	169.3	228.3	239.7	247.0
注册护士 Registered Nurses	146.9	240.8	338.8	358.7	371.2
基层医疗卫生机构卫生人员 **Health Personnel of Grass-roots Health Care Institutions**	**328.2**	**360.3**	**434.0**	**443.2**	**455.1**
# 卫生技术人员 Health Technical Personnel	191.4	225.8	312.4	330.2	345.0
# 执业（助理）医师 Physicians and Physician Assistants	94.9	110.2	153.6	161.5	168.0
注册护士 Registered Nurses	46.7	64.7	105.7	115.0	121.6
专业公共卫生机构卫生人员 **Health Personnel of Specialized Public Health Institutions**	**62.5**	**87.7**	**92.5**	**95.8**	**97.9**
# 卫生技术人员 Health Technical Personnel	48.7	63.9	72.7	76.4	78.0

非公医疗卫生机构人员数
Number of Health Personnel in Non-public Health Care Institutions

指标 Indictor	2010	2015	2020	2021	2022
人员数 / 万人	**139.7**	**204.7**	**342.2**	**366.4**	**378.3**
Health Personnel/10000					
＃卫生技术人员	82.3	141.6	263.9	288.0	300.5
Health Technical Personnel					
＃执业（助理）医师	40.8	63.0	112.0	120.5	125.1
Physicians and Physician Assistants					
注册护士	25.3	54.0	116.7	129.3	135.6
Registered Nurses					
占同类机构人员比重 /%	**17.0**	**19.2**	**25.4**	**26.2**	**26.2**
As % of the Same Type of Institutions					
＃卫生技术人员	14.0	17.7	24.7	25.6	25.8
Health Technical Personnel					
＃执业（助理）医师	16.9	20.7	27.4	28.1	28.2
Physicians and Physician Assistants					
注册护士	12.4	16.6	24.8	25.8	25.9
Registered Nurses					

医院卫生人员数（2022 年）
Number of Health Personnel in Hospitals (2022)

单位：人

机构名称 Institution	卫生人员 Health Personnel	卫生技术 人员 Health Technical Personnel	执业（助理） 医师 Physicians and Physician Assistants	注册护士 Registered Nurses
总计　Total	8747709	7353043	2469879	3711793
按登记注册类型分　By the Type of Registration				
公立医院 Public Hospitals	6672108	5716637	1933913	2887594
民营医院 Non-public Hospitals	2075601	1636406	535966	824199
按医院等级分　By Level				
＃三级医院 Tertiary Hospitals	4599770	3938814	1340675	2031778
二级医院 Secondary Hospitals	2941365	2467060	798635	1230677
一级医院 Primary Hospitals	609530	494829	177824	227061
按类别分　By Category				
＃综合医院 General Hospitals	5896550	5027615	1694031	2565553
中医医院 TCM Hospitals	1244040	1066664	378964	489695
专科医院 Specialist Hospitals	1336373	1044639	321500	554534

基层医疗卫生机构人员数（2022 年）
Number of Health Personnel in Grass-roots Health Care Institutions (2022)

单位：人

机构名称 Institution	卫生人员 Health Personnel	卫生技术人员 Health Technical Personnel	执业（助理）医师 Physicians and Physician Assistants	注册护士 Registered Nurses
总计　Total	4550607	3450293	1680415	1215969
社区卫生服务中心 Community Health Centers	588202	506166	201464	200462
#政府办 　Government-run	476639	409215	163129	158018
社区卫生服务站 Community Health Stations	129096	117310	53274	52106
#政府办 　Government-run	17422	15907	6850	6552
街道卫生院 Sub-district Health Centers	17206	14799	6030	5233
乡镇卫生院 Township Health Centers	1530690	1325665	536740	445826
#政府办 　Government-run	1515670	1313545	531969	441294
村卫生室 Village Clinics	949241	291784	252010	36157
门诊部 Outpatient Departments	499874	419660	201047	182669
诊所（医务室） Clinics	836298	774909	429850	293516

注：本表村卫生室执业（助理）医师和注册护士数不含社区卫生服务中心（站）和乡镇卫生院设点数字。

Note: Data for clinic physicians （assistants） and registered nurses in village clinics do not include the number of branches of community healthcare center and township health centers.

社区卫生服务中心（站）及床位、人员数

Number of Community Health Centers (Stations), Beds and Personnel

指标 Indictor	2010	2015	2020	2021	2022
街道数 / 个 Sub-districts	6923	7957	8773	8925	8984
社区卫生服务中心 / 个 Community Health Centers	6903	8806	9826	10122	10353
床位数 / 张 Beds	137628	178410	225539	239139	251453
人员数 / 人 Personnel	282825	397301	520534	554660	588202
# 卫生技术人员 Health Technical Personnel	236966	335979	444035	475895	506166
# 执业（助理）医师 Physicians and Physician Assistants	103046	138516	181752	192445	201464
社区卫生服务站 / 个 Community Health Stations	25836	25515	25539	26038	26095
# 卫生技术人员 / 人 Health Technical Personnel	94356	95179	114369	116166	117310
# 执业（助理）医师 Physicians and Physician Assistants	41179	43154	52009	52883	53274

乡镇卫生院机构、床位及人员数
Number of Township Health Centers, Beds and Personnel

指标 Indictor	2010	2015	2020	2021	2022
乡镇数 Towns and Townships	33981	31830	29966	29633	29618
机构数 / 个 Township Health Centers	37836	36817	35762	34943	33917
床位数 / 张 Beds	994329	1196122	1390325	1417410	1455876
人员数 / 人 Personnel	1151349	1277697	1481181	1492416	1530690
#卫生技术人员 Health Technical Personnel	973059	1078532	1267426	1284512	1325665
#执业（助理）医师 Physicians and Physician Assistants	422648	440889	520116	525274	536740
注册护士 Registered Nurses	217693	298881	408550	424982	445826
平均每院床位数 Beds per Center	26.3	32.5	38.9	40.6	42.9
平均每院人员数 Personnel per Center	30.4	34.7	41.4	42.7	45.1
#卫生技术人员 Health Technical Personnel	25.7	29.3	35.4	36.8	39.1
#执业（助理）医师 Physicians and Physician Assistants	11.2	12.0	14.5	15.0	15.8
注册护士 Registered Nurses	5.8	8.1	11.4	12.2	13.1

各地区乡镇卫生院机构、床位及人员数 （2022 年）

Number of Township Health Centers, Beds and Personnel by Region (2022)

地　区 Region		机构数／个 Centers	床位数／张 Beds	人员数／人 Personnel	乡镇数／个 Towns and Townships
总　计	**Total**	**33917**	**1455876**	**1530690**	**29618**
东　部	Eastern	8888	417745	528761	8146
中　部	Central	11146	546003	488511	9413
西　部	Western	13883	492128	513418	12059
北　京	Beijing				178
天　津	Tianjin	132	3845	6118	128
河　北	Hebei	1970	77091	64126	1944
山　西	Shanxi	1303	29877	27301	1061
内蒙古	Inner Mongolia	1249	21205	22775	779
辽　宁	Liaoning	1019	29021	23335	841
吉　林	Jilin	762	15129	22882	607
黑龙江	Heilongjiang	966	23995	21637	908
上　海	Shanghai				108
江　苏	Jiangsu	938	79673	110661	718
浙　江	Zhejiang	1033	18781	55206	876
安　徽	Anhui	1339	79985	70195	1235
福　建	Fujian	880	33554	41691	905

注：农村人口系推算数。

Note: Rural population are estimates.

地　区 Region	机构数 / 个 Centers	床位数 / 张 Beds	人员数 / 人 Personnel	乡镇数 / 个 Towns and Townships
江　西　Jiangxi	1592	63430	54819	1392
山　东　Shandong	1480	101341	111981	1129
河　南　Henan	1995	138079	120064	1766
湖　北　Hubei	1104	86741	81087	922
湖　南　Hunan	2085	108767	90526	1522
广　东　Guangdong	1162	66431	102057	1123
广　西　Guangxi	1267	82913	89726	1118
海　南　Hainan	274	8008	13586	196
重　庆　Chongqing	805	45659	35979	786
四　川　Sichuan	2799	129852	113059	2642
贵　州　Guizhou	1320	47137	55957	1145
云　南　Yunnan	1368	57660	66935	1203
西　藏　Tibet	673	3748	6386	676
陕　西　Shaanxi	1516	36616	48017	990
甘　肃　Gansu	1354	29641	32850	1229
青　海　Qinghai	407	4885	6582	362
宁　夏　Ningxia	204	3399	6534	193
新　疆　Xinjiang	921	29413	28618	936

村卫生室及人员数
Number of Village Clinics and Personnel

指标 Indictor	2010	2015	2020	2021	2022
村卫生室数 / 个 **Village Clinics**	**648424**	**640536**	**608828**	**599292**	**587749**
村办 Set-up by Villages	365153	353196	337868	338065	335704
乡卫生院设点 Branch of THC	49678	60231	71858	67551	64325
联营　Joint	32650	29208	26817	26751	25367
私人办　Private	177080	153353	125503	118322	109640
其他　Others	23863	44548	46782	48603	52713
人员总数 / 人 **Personnel**	**1292410**	**1447712**	**1442311**	**1363361**	**1367295**
执业（助理）医师 Physicians and Physician Assistants	173275	309923	465214	475824	502095
注册护士 Registered Nurses	27272	106264	185170	193057	204126
药师（士） Pharmacist	—	—	—	3919	3617
乡村医生 Village Doctors	1031828	962514	746715	671298	639147
卫生员 Health Workers	60035	69011	45212	19263	18310
平均每村卫生室人员 **Personnel per Village**	**2.17**	**2.26**	**2.37**	**2.27**	**2.33**
每千农村人口村卫生室人员数 **Personnel per 1000 Rural Population**	**1.35**	**1.50**	**1.55**	**1.83**	**1.83**

注：① 2021 年前，城市、农村以户籍人口为分母；2021 年后，城市、农村以常住人口为分母。②城市、农村人口系推算数字。③本表执业（助理）医师和注册护士数包括社区卫生服务中心（站）和乡镇卫生院设点数字。

Note: ① Before 2021, registered population will be the denominator in urban and rural areas, and after 2021, permanent resident population will be the denominator in urban and rural areas. ② Urban and rural population are estimates. ③ Physicians and assistant physicians and registered nurses in the table include the figure of branches of community healthcare center and township health centers.

各地区村卫生室及人员数（2022年）
Number of Village Clinics and Personnel by Region (2022)

地 区 Region	村委会 / 个 Villages	村卫生室 / 个 Village Clinics	村卫生室 人员数 / 人 Village Personnel	乡村 医生数 / 人 Village Doctors	平均每村 卫生室 人员数 / 人 Personnel per Village
总　计　**Total**	**489189**	**587749**	**1367295**	**639147**	**2.33**
东　部　Eastern	193109	204960	485022	200236	2.37
中　部　Central	158108	204615	504927	222482	2.47
西　部　Western	137972	178174	377346	216429	2.12
北　京　Beijing	3783	2584	5634	2295	2.18
天　津　Tianjin	3520	2199	6532	2805	2.97
河　北　Hebei	48483	59547	111147	52435	1.87
山　西　Shanxi	18838	25056	51286	26452	2.05
内蒙古　Inner Mongolia	11036	12824	28643	12366	2.23
辽　宁　Liaoning	11566	16202	30858	15358	1.90
吉　林　Jilin	9338	8831	20424	10500	2.31
黑龙江　Heilongjiang	9026	9982	26839	12339	2.69
上　海　Shanghai	1556	1142	4838	400	4.24
江　苏　Jiangsu	13715	14750	71821	18822	4.87
浙　江　Zhejiang	19771	11388	32732	5937	2.87
安　徽　Anhui	14281	15601	55098	23281	3.53
福　建　Fujian	14268	16755	33573	15754	2.00

注：本表执业（助理）医师和注册护士数包括社区卫生服务中心（站）和乡镇卫生院设点数字。
Note: Physicians and assistant physicians and registered nurses in the table include the figure of branches of community healthcare center and township health centers.

续表
Continued

地 区 Region	村委会 / 个 Villages	村卫生室 / 个 Village Clinics	村卫生室 人员数 / 人 Village Personnel	乡村 医生数 / 人 Village Doctors	平均每村 卫生室 人员数 / 人 Personnel per Village
江 西 Jiangxi	16984	26136	56521	27940	2.16
山 东 Shandong	54484	52387	134646	66577	2.57
河 南 Henan	44606	59974	154516	66729	2.58
湖 北 Hubei	21401	22906	63646	28685	2.78
湖 南 Hunan	23634	36129	76597	26556	2.12
广 东 Guangdong	19431	25304	45527	17423	1.80
广 西 Guangxi	14167	18938	35838	26603	1.89
海 南 Hainan	2532	2702	7714	2430	2.85
重 庆 Chongqing	7947	9629	21182	13039	2.20
四 川 Sichuan	26082	43823	85555	45806	1.95
贵 州 Guizhou	13675	19739	34359	23454	1.74
云 南 Yunnan	11713	13572	47710	30856	3.52
西 藏 Tibet	5305	5250	11611	8761	2.21
陕 西 Shaanxi	16850	21951	35282	17335	1.61
甘 肃 Gansu	15925	16265	34758	15817	2.14
青 海 Qinghai	4149	4475	9559	5692	2.14
宁 夏 Ningxia	2207	2150	5729	2588	2.66
新 疆 Xinjiang	8916	9558	27120	14112	2.84

中医药人员数
Number of Health Personnel of TCM

指标 Indicator	2010	2015	2020	2021	2022
中医药人员总数 / 万人 **Total Health Personnel of TCM/10000**	**40.4**	**58.0**	**82.9**	**88.5**	**91.8**
中医类别执业（助理）医师 TCM Physicians （Assistants）	29.4	45.2	68.3	73.2	76.4
见习中医师 Practice TCM Physicians （Assistants）	1.3	1.4	1.5	1.6	1.6
中药师（士） TCM Pharmacists	9.7	11.4	13.1	13.7	13.8
中医药人员占比 /% **Percentage of Health Personnel of TCM/%**	**4.9**	**5.4**	**6.2**	**6.3**	**6.4**
中医类别执业（助理）医师 TCM Physicians （Assistants）	12.2	14.9	16.7	17.1	17.2
见习中医师 Practice TCM Physicians （Assistants）	9.9	6.4	8.2	9.6	8.8
中药师（士） TCM Pharmacists	27.4	26.9	26.4	26.3	26.2

专业公共卫生机构人员数（2022 年）
Number of Personnel in Specialized Public Health Institutions (2022)

单位：人

机构名称 Institution	卫生人员 Health Personnel	卫生技术人员 Health Technical Personnel	执业（助理）医师 Physicians and Physician Assistants	注册护士 Registered Nurses
总计 Total	**978929**	**779892**	**266114**	**274579**
疾病预防控制中心 CDC	224084	168909	76004	19259
专科疾病防治机构 Specialized Disease Prevention and Treatment Institutions	43860	33915	13107	12623
健康教育机构 Health Education Institutions	3790	1389	575	284
妇幼保健机构 MCH Centers	561370	471725	164754	218150
急救中心（站） Emergency Centers （First-Aid Stations）	25072	13755	6020	6074
采供血机构 Institutions for Blood Gathering and Supplying	42172	31133	4080	17141
卫生监督机构 Health Inspection Institutions	70370	55110		
计划生育技术服务机构 Institutions for Family Planning Service	8211	3956	1574	1048

注：2021 年、2022 年每万人口专业公共卫生机构人员分别为 6.79 人、6.94 人。
Note: Workers in Specialized Public health Institutions per 10000 population in 2021 and 2022 are 6.79 and 6.94.

144

疾病预防控制中心及人员数
Number of Centers for Disease Control and Prevention and Personnel

	机构数 / 个 CDC	人员数 / 人 Personnel	卫生技术 人员数 / 人 Health Technical Personnel	执业（助理） 医师 / 人 Physicians and Physician Assistants
2010	3513	195467	147347	78608
2015	3478	190930	141698	70709
2020	3384	194425	145229	71736
2021	3376	209550	158475	74192
2022	3386	224084	168909	76004
省属 Provincial CDC	31	12174	8782	4807
地级市属 CDC of Prefecture Cities	409	50479	38866	19715
县级市属 CDC of County-Level Cities	1288	77879	58657	26099
县属 County CDC	1488	76466	57604	23587
其他 Others	170	7086	5000	1796

妇幼保健机构及床位、人员数
Number of MCH Institutions, Beds and Personnel

指标 Indictor	2010	2015	2020	2021	2022
儿童医院数 / 个 Children's Hospitals	72	114	151	151	158
床位数 / 张 Beds	24582	37479	46692	47866	49259
人员数 / 人 Personnel	37412	60573	78221	79390	82165
# 卫生技术人员 　Health Technical Personnel	30757	51116	66563	67678	70132
# 执业（助理）医师 　Physicians and Physician Assistants	10037	15660	21470	22194	23339
注册护士 　Registered Nurses	15095	25798	33217	33463	34404
妇产医院数 / 个 Gyn. and Obs. Hospitals	398	703	807	793	762
床位数 / 张 Beds	26453	50698	62403	62338	61323
人员数 / 人 Personnel	46045	84046	113566	114735	115662
# 卫生技术人员 　Health Technical Personnel	34728	62474	85290	86463	86544
# 执业（助理）医师 　Physicians and Physician Assistants	11704	20363	28230	28309	28505
注册护士 　Registered Nurses	15800	31350	44860	45636	45444
妇幼保健机构数 / 个 MCH Centers	3025	3078	3052	3032	3031
床位数 / 张 Beds	134364	195352	252920	260132	273477
人员数 / 人 Personnel	245102	351257	514734	542332	561370
# 卫生技术人员 　Health Technical Personnel	202365	291361	428809	454195	471725
# 执业（助理）医师 　Physicians and Physician Assistants	85932	105832	152076	159332	164754
注册护士 　Registered Nurses	73195	124414	196000	210259	218150

医学专业招生及在校学生数
Number of Medical Entrants and Enrolments

单位：人

年份 Year	招生数 Entrants		在校学生数 Enrolments	
	普通高等学校 Regular Institutions of Higher Education	中等职业学校 Secondary Vocational Schools	普通高等学校 Regular Institutions of Higher Education	中等职业学校 Secondary Vocational Schools
2010	533618	582799	1864655	1683865
2015	708858	468240	2554393	1401127
2019	1004233	394314	3311033	1155266
2020	1122902	442354	3678239	1185131
2021	1251357	451294	4117324	1225980

资料来源：《中国教育统计年鉴》。

注：普通高等学校招生和在校生数包括研究生（2017 年及以后含在职研究生）、本科生及大专生，不含成人本专科生；2003 年起中等职业学校包括调整后中职学生、普通中专学生、成人中专学生，职业高中学生。下表同。

Source: *Chinese Education Statistical Yearbook.*

Note: The number of students in ordinary colleges and universities includes graduate students （include part-time graduate students since 2017）, undergraduates and college students, without adult college students; Since 2003, secondary vocational schools include ordinary secondary school and adult secondary school, without vocational school and technical school students, the next table is the same.

医学专业毕业人数
Number of Medical Graduates

单位：人

年份 Year	普通高等学校 Regular Institutions of Higher Education	中等职业学校 Secondary Vocational Schools
2010	483611	435870
2015	626861	460809
2019	828370	401072
2020	878356	374518
2021	943430	346701

资料来源：《中国教育统计年鉴》。

Source: *Chinese Education Statistical Yearbook.*

147

附录 A: 香港和澳门特别行政区与台湾省卫生状况

Appendix A: Health Status of Hong Kong, Macao Special Administrative Region and Taiwan Province

香港、澳门特别行政区和台湾省居民健康状况
Health Status of Hong Kong, Macao Special Administrative Region and Taiwan Province

	人口数 /万人 Total Population/ 10000	出生率 /‰ Birth Rate/ ‰	死亡率 /‰ Death Rate/ ‰	婴儿死亡率 /‰ Infant Mortality Rate/‰	期望寿命 / 岁 Life Expectancy at Birth/Year	
					男性 Male	女性 Female
香港 Hong Kong						
2010	702	12.6	6.0	1.7	80.1	86.0
2015	729	8.2	6.3	1.4	81.4	87.3
2018	745	7.2	6.4	1.5	82.3	87.6
2019	751	7.0	6.5	1.5	82.4	88.1
2020	748	5.8	6.8	1.9	83.4	87.7
2021	741	5.0	6.9	1.7	83.0	87.7
澳门 Macao						
2010	54	9.5	3.3	2.9	79.2	85.3
2015	64	11.0	3.1	1.6	79.9	86.3
2018	66	9.0	3.1	3.4	80.6	86.6
2019	67	8.9	3.4	1.5	80.8	86.7
2020	69	8.1	3.3	2.2	81.1	86.9
2021	68	7.4	3.4	1.8	81.3	87.1
台湾 Taiwan						
2010	2316	7.2	6.3	…	76.1	82.6
2015	2349	9.1	7.0	…	77.0	83.6
2018	2359	7.7	7.3	…	77.6	84.1
2019	2360	7.5	7.5	…	77.7	84.2
2020	2356	7.0	7.3	…	78.1	84.8
2021	2338	6.6	7.8	…	77.7	84.3

资料来源:《中国统计年鉴》。
Source: *China Statistical Yearbook.*

香港特别行政区医疗卫生条件
Health Resources of Hong Kong Special Administrative Region

指标 Indicator	2010	2015	2018	2019	2020	2021
医师数 / 人 Physicians	12620	13726	14651	15004	15298	15546
注册中医 / 人 Registered Chinese Medicine Practitioners	6241	7071	7409	7582	7919	8080
牙科医师 / 人 Dentists	2179	2382	2553	2611	2651	2706
护士数 / 人 Nurses	40011	50461	56723	59082	61295	64026
每千人口医师数 / 人 Physicians per 1000 Population	1.8	1.9	2.0	2.0	2.1	2.1
医疗机构 / 所 Health Institutions	116	133	75	75	75	76
病床数 / 张 Beds	35522	38287	34460	35347	35715	36126
每千人口病床数 / 张 Beds per 1000 Population	5.0	5.2	4.6	4.7	4.8	4.9

资料来源：《中国统计年鉴》。
Source: *China Statistical Yearbook.*

澳门特别行政区医疗卫生条件
Health Resources of Macao Special Administrative Region

指标 Indicator	2010	2015	2018	2019	2020	2021
医师数 / 人 Physicians	1330	1674	1754	1808	1789	1888
护士数 / 人 Nurses	1536	2279	2464	2491	2568	2742
每千人口医师数 / 人 Physicians per 1000 Population	2.5	2.6	2.6	2.7	2.6	2.8
医院数 / 所 Hospitals	4	5	5	5	4	4
病床数 / 张 Beds	1173	1494	1604	1628	1715	1744
每千人口病床数 / 张 Beds per 1000 Population	2.2	2.3	2.4	2.4	2.5	2.6

资料来源:《中国统计年鉴》。
Source: *China Statistical Yearbook.*

台湾省医疗卫生条件
Health Resources of Taiwan Province

指标 Indicator	2010	2015	2017	2018	2019	2020
从业医务人员 / 人 Health Personnel	241156	280508	299782	312887	326691	337942
每千人口医务人员 / 人 Health Personnel per 1000 Population	10.4	11.9	12.7	13.3	13.8	14.3
医疗机构 / 所 Health Institutions	20183	21683	22129	22333	22512	22653
病床数 / 张 Beds	158922	162163	164590	167521	168266	169780
每千人口病床数 / 张 Beds per 1000 Population	6.86	6.90	6.98	7.10	7.13	7.21

资料来源:《中国统计年鉴》。
Source: *China Statistical Yearbook.*

附录 B: 主要国家卫生状况

Appendix B: Health Status of Main Countries

人口状况
Population Status

国家 Country	人口数 / 千人 Total population/ 1000 （2021）	人口自然 增长率 /‰ Rate of natural increase/‰ （2021）	城镇人口 所占比重 /% Urban Population as % of Total （2018）	期望寿命 / 岁 Life Expectancy at Birth/Year （2019）	
				男性 Male	女性 Female
中国　China	1425893	0.2	59	74.7	80.5
印度　India	1407564	7.0	34	69.5	72.2
俄罗斯　Russian	145103	−7.3	74	68.2	78.0
巴西　Brazil	214326	4.6	87	72.4	79.4
南非　South Africa	59392	8.4	66	62.2	68.3
澳大利亚　Australia	25921	5.1	86	81.3	84.8
加拿大　Canada	38155	2.0	81	80.4	84.1
埃及　Egypt	109262	16.2	43	69.6	74.1
法国　France	64531	0.6	80	79.8	85.1
德国　Germany	83409	−3.3	77	78.7	84.8
意大利　Italy	59240	−4.6	70	80.9	84.9
日本　Japan	124613	−6.1	92	81.5	86.9
墨西哥　Mexico	126705	5.5	80	73.1	78.9
尼日利亚　Nigeria	213401	24.0	50	61.2	64.1
波兰　Poland	38308	−3.6	60	74.5	81.9
泰国　Thailand	71601	1.1	50	74.4	81.0
土耳其　Turkey	84775	8.3	75	76.4	80.7
英国　UK	67281	0.4	83	79.8	83.0
美国　USA	336998	1.3	82	76.3	80.7

资料来源: 全球卫生观察站数据库, 以下 3 表同。
Source: Global Health Observatory Data Repository. The same for the following 3 tables.

妇幼卫生状况
Maternal and Child Health Status

国家 Country	婴儿死亡率 /‰ Infant Mortality Rate/per 1000 Live Births （2021）	5 岁以下儿童死亡率 /‰ Under-five Mortality Rate/per 1000 Live Births （2021）	孕产妇死亡率 /1/10 万 Maternal Mortality Ratio/per 100000 Live Births （2020）	1 岁儿童疫苗接种率 /% Immunization Coverage among 1-year-old/%		
				麻疹 Measles （2021）	百白破 DTP3 （2021）	乙肝 HepB3 （2021）
中国　China	5	7	23	99	99	99
印度　India	25	31	103	89	85	85
俄罗斯　Russian	4	5	14	97	97	97
巴西　Brazil	13	14	72	73	68	68
南非　South Africa	26	33	127	87	86	86
澳大利亚　Australia	3	4	3	93	95	95
加拿大　Canada	4	5	11	90	92	84
埃及　Egypt	16	19	17	96	96	96
法国　France	3	4	8	92	96	91
德国　Germany	3	4	4	97	91	87
意大利　Italy	2	3	5	92	94	94
日本　Japan	2	2	4	98	96	92
墨西哥　Mexico	11	13	59	99	78	80
尼日利亚　Nigeria	71	111	1047	59	56	56
波兰　Poland	4	4	2	80	90	90
泰国　Thailand	7	8	29	96	97	97
土耳其　Turkey	8	9	17	96	95	96
英国　UK	4	4	10	91	93	93
美国　USA	5	6	21	91	93	91

卫生设施
Health Facilities

国家 Country	农村安全饮用水普及率/% Coverage of Improved Drinking Water Source in Rural Area/% （2015）	农村卫生厕所普及率/% Coverage of Improved Sanitary Toilets in Rural Area/% （2015）	每万人口 Per 10000 Population		
			医师数 Physicians （2012—2020）	护士及助产士数 Nursing and Midwifery （2012—2020）	病床数 Beds （2017）
中国　China	95.5	76.5	22.3	30.8	43.1
印度　India	94.1	39.6	7.4	17.5	5.3
俄罗斯　Russian	96.9	72.2	38.2	62.3	45.3
巴西　Brazil	98.1	82.8	23.1	74.0	20.9
南非　South Africa	93.2	66.4	7.9	49.7	13.1
澳大利亚　Australia	100.0	100.0	41.3	131.4	73.7
加拿大　Canada	99.8	99.8	24.4	110.7	25.3
埃及　Egypt	99.4	94.7	7.5	19.3	14.3
法国　France	100.0	98.7	32.7	117.8	59.8
德国　Germany	100.0	99.2	44.3	141.9	80.0
意大利　Italy	100.0	99.5	39.5	62.7	31.8
日本　Japan	100.0	100.0	24.8	119.5	130.5
墨西哥　Mexico	96.1	85.2	24.3	28.2	9.9
尼日利亚　Nigeria	68.5	29.0	3.8	15.0	—
波兰　Poland	98.3	97.2	37.7	68.7	66.2
泰国　Thailand	97.8	93.0	9.5	31.5	31.5
土耳其　Turkey	100.0	94.9	19.3	30.5	30.0
英国　UK	100.0	99.2	30.0	88.5	102.9
美国　USA	99.2	100.0	26.1	156.8	156.9

卫生费用
Health Expenditure

国家 Country	卫生总费用 占GDP 百分比 Total Health Expenditure as % of GDP （2020）	卫生总费用构成百分比 % of Total Health Expenditure （2020）		政府卫生 支出占 财政支出 百分比 Government Health Expenditure as % of Government Expenditure （2020）	人均卫生 费用/美元 Per Capita Total Health Expenditure/ $ （2020）
		政府卫 生支出 Government Health Expenditure	个人卫 生支出 Private Health Expenditure		
中国　China	5.6	54.7	45.3	8.4	583.4
印度　India	3.0	36.7	63.4	3.3	56.6
俄罗斯　Russian	7.6	70.6	29.5	13.6	773.9
巴西　Brazil	10.3	44.8	55.3	10.8	700.7
南非　South Africa	8.6	62.1	37.9	15.3	489.6
澳大利亚　Australia	10.7	75.1	24.9	17.2	5901.0
加拿大　Canada	12.9	75.0	25.0	18.3	5619.0
埃及　Egypt	4.4	31.9	68.1	5.2	150.9
法国　France	12.2	76.7	23.3	15.2	4769.0
德国　Germany	12.8	78.4	21.6	19.8	5930.0
意大利　Italy	9.6	76.1	23.9	12.9	3057.0
日本　Japan	10.9	84.2	15.8	20.6	4388.0
墨西哥　Mexico	6.2	52.9	47.1	11.5	538.6
尼日利亚　Nigeria	3.4	15.0	85.0	4.2	69.8
波兰　Poland	6.5	71.9	28.1	9.7	1026.0
泰国　Thailand	4.4	70.4	29.6	13.2	305.1
土耳其　Turkey	4.6	78.9	21.2	10.7	395.2
英国　UK	12.0	83.7	16.3	19.5	4927.0
美国　USA	18.8	56.8	43.2	22.4	11702.0

附录 C: 我国主要人口与社会经济指标

Appendix C: Main Indicators of Population, Society and Economy of China

全国行政区划（2022年年底）

Division of Administrative Areas in China (End of 2022)

单位：个

地　区 Region	地级数 Number of Regions at Prefecture Level	地级市 Cities at Prefecture Level	县级数 Regions at County Level	县级市 Cities at County Level	市辖区 Districts under the Jurisdiction of Cities	县 Counties
总　计　Total	333	293	2843	394	977	1472
北　京　Beijing			16		16	
天　津　Tianjin			16		16	
河　北　Hebei	11	11	167	21	49	97
山　西　Shanxi	11	11	117	11	26	80
内蒙古　Inner Mongolia	12	9	103	11	23	69
辽　宁　Liaoning	14	14	100	16	59	25
吉　林　Jilin	9	8	60	20	21	19
黑龙江　Heilongjiang	13	12	121	21	54	46
上　海　Shanghai			16		16	
江　苏　Jiangsu	13	13	95	21	55	19
浙　江　Zhejiang	11	11	90	20	37	33
安　徽　Anhui	16	16	104	9	45	50
福　建　Fujian	9	9	84	11	31	42
江　西　Jiangxi	11	11	100	12	27	61
山　东　Shandong	16	16	136	26	58	52

注：①本表数字来源于民政部。②县包括自治县（旗）、特区和林区。
Note: ① Data in this table are from the Ministry of Civil Affairs. ② Counties include autonomous counties（banners）,special administrative region and forest district.

续表
Continued

地 区 Region		地级数 Number of Regions at Prefecture Level	地级市 Cities at Prefecture Level	县级数 Regions at County Level	县级市 Cities at County Level	市辖区 Districts under the Jurisdiction of Cities	县 Counties
河 南	Henan	17	17	157	21	54	82
湖 北	Hubei	13	12	103	26	39	38
湖 南	Hunan	14	13	122	19	36	67
广 东	Guangdong	21	21	122	20	65	37
广 西	Guangxi	14	14	111	10	41	60
海 南	Hainan	4	4	25	5	10	10
重 庆	Chongqing			38		26	12
四 川	Sichuan	21	18	183	19	55	109
贵 州	Guizhou	9	6	88	10	16	62
云 南	Yunnan	16	8	129	18	17	94
西 藏	Tibet	7	6	74		8	66
陕 西	Shaanxi	10	10	107	7	31	69
甘 肃	Gansu	14	12	86	5	17	64
青 海	Qinghai	8	2	44	5	7	32
宁 夏	Ningxia	5	5	22	2	9	11
新 疆	Xinjiang	14	4	107	28	13	66

全国人口数

Population of China

指标 Indicator	2010	2015	2020	2021	2022
总人口 / 万人 **Total Population/10000**	**134091**	**137462**	**141178**	**141260**	**141175**
按性别分　By Sex					
男性　Male	68748	70414	72334	72311	72206
女性　Female	65343	67048	68844	68949	68969
按城乡分　By Urban and Rural					
城镇　Urban	66978	77116	90199	91425	92071
乡村　Rural	67113	60346	50979	49835	49104
按年龄段分　By Age Group					
0～15 岁（Age）	22259	24166	25338	26302	25615
16～59 岁（Age）	99938	91096	89438	88222	87556
60 周岁及以上（Age）	11894	22200	26402	26736	28004
人口构成 /% **Composition of the population/%**	100.0	100.0	100.0	100.0	100.0
按城乡分　By Urban and Rural					
城镇　Urban	49.9	56.1	63.9	64.7	65.2
乡村　Rural	50.1	43.9	36.1	35.3	34.8
按年龄段分　By Age Group					
0～15 岁（Age）	16.6	17.6	18.0	18.6	18.1
16～59 岁（Age）	74.5	66.3	63.4	62.5	62.0
60 岁及以上（Age）	8.9	16.1	18.7	18.9	19.8
性别比 Sex Ratio	105.2	105.0	105.1	104.9	104.7
出生性别比　Sex Ratio at Birth	117.9	105.0	111.3	108.3	

注：①本表摘自《中国统计年鉴》和《中国统计摘要》，2020 年系第七次全国人口普查公报数据。②总人口包括现役军人。③ 2010 年份年龄分组为 0～14 岁、15～64 岁、65 岁及以上。

Note:　① Data in the table are from *China Statistical Yearbook* and *China Statistical Abstract*. Data of 2020 are from the seventh census.　② Total population include active servicemen.　③ Age groups are 0～14, 15～64, and above 65 for the year 2010.

各地区年末人口数
Population at Year-end by Region

地 区 Region	总人口 / 万人 Total Population/10000			按城乡分 / 万人 By Residence/ 10000 （2021）		城镇人口 占比 /% Urban Population as % of Total Population （2021）	性别比 Sex Ratio （2021）
	2015	2020	2021	城镇 Urban	乡村 Rural		
总　计　Total	**137462**	**141178**	**141260**	**91425**	**49835**	**64.7**	**104.6**
北　京　Beijing	2171	2189	2189	1916	273	87.5	104.3
天　津　Tianjin	1547	1387	1373	1165	208	84.9	105.3
河　北　Hebei	7425	7464	7448	4554	2894	61.1	99.0
山　西　Shanxi	3664	3492	3480	2207	1273	63.4	104.4
内蒙古　Inner Mongolia	2511	2405	2400	1637	763	68.2	104.4
辽　宁　Liaoning	4382	4259	4229	3079	1150	72.8	97.6
吉　林　Jilin	2753	2407	2375	1505	870	63.4	100.3
黑龙江　Heilongjiang	3812	3185	3125	2053	1072	65.7	100.4
上　海　Shanghai	2415	2487	2489	2223	266	89.3	107.8
江　苏　Jiangsu	7976	8475	8505	6289	2216	73.9	103.1
浙　江　Zhejiang	5539	6457	6540	4752	1788	72.7	109.5
安　徽　Anhui	6144	6103	6113	3631	2482	59.4	104.4
福　建　Fujian	3839	4154	4187	2918	1269	69.7	107.5
江　西　Jiangxi	4566	4519	4517	2776	1741	61.5	107.1
山　东　Shandong	9847	10153	10170	6503	3667	63.9	103.1

资料来源：《中国统计年鉴》，2020 年系第七次全国人口普查公报数据。
Source: *China Statistical Yearbook*. Data of 2020 are from the seventh census.

地 区 Region		总人口/万人 Total Population/ 10000			按城乡分/万人 By Residence/ 10000 （2021）		城镇人口 占比/% Urban Population as % of Total Population （2021）	性别比 Sex Ratio （2021）
		2015	2020	2021	城镇 Urban	乡村 Rural		
河 南	Henan	9480	9937	9883	5579	4304	56.5	101.0
湖 北	Hubei	5852	5775	5830	3736	2094	64.1	106.3
湖 南	Hunan	6783	6644	6622	3954	2668	59.7	105.1
广 东	Guangdong	10849	12601	12684	9466	3218	74.6	111.7
广 西	Guangxi	4796	5013	5037	2774	2263	55.1	107.5
海 南	Hainan	911	1008	1020	622	398	61.0	113.5
重 庆	Chongqing	3017	3205	3212	2259	953	70.3	102.3
四 川	Sichuan	8204	8367	8372	4841	3531	57.8	102.0
贵 州	Guizhou	3530	3856	3852	2093	1759	54.3	104.8
云 南	Yunnan	4742	4721	4690	2394	2296	51.1	106.3
西 藏	Tibet	324	365	366	134	232	36.6	110.0
陕 西	Shaanxi	3793	3953	3954	2516	1438	63.6	104.3
甘 肃	Gansu	2600	2502	2490	1328	1162	53.3	103.5
青 海	Qinghai	588	592	594	362	232	61.0	101.2
宁 夏	Ningxia	668	720	725	479	246	66.0	104.1
新 疆	Xinjiang	2360	2585	2589	1482	1107	57.3	107.3

人口年龄构成

Composition of Population by Age

单位：%

年龄组 Age Group	合计 Total			男性 Male			女性 Female		
	2015	2020	2021	2015	2020	2021	2015	2020	2021
合计 Total	100.0	100.0	100.0	51.2	51.1	51.1	48.8	48.9	48.9
0～4 岁	5.8	5.5	4.9	3.1	2.9	2.6	2.7	2.6	2.3
5～14 岁	10.7	12.4	12.6	5.8	6.6	6.7	4.9	5.8	5.9
15～24 岁	12.8	10.5	10.5	6.7	5.6	5.6	6.0	4.9	4.9
25～34 岁	16.7	15.3	14.7	8.5	7.9	7.7	8.3	7.4	7.1
35～44 岁	15.6	13.6	13.9	8.0	7.0	7.1	7.7	6.6	6.8
45～54 岁	16.6	16.7	16.3	8.4	8.5	8.3	8.2	8.2	8.1
55～59 岁	5.6	7.2	8.2	2.9	3.6	4.1	2.8	3.6	4.1
60～64 岁	5.7	5.2	4.7	2.8	2.6	2.4	2.9	2.6	2.4
65～69 岁	4.0	5.2	5.4	2.0	2.6	2.7	2.0	2.7	2.8
70～74 岁	2.6	3.5	3.8	1.3	1.7	1.8	1.4	1.8	1.9
75～79 岁	1.9	2.2	2.3	0.9	1.0	1.1	1.0	1.2	1.2
80～84 岁	1.2	2.5	1.5	0.5	1.1	0.7	0.7	1.5	0.8
85 岁 +	0.7	—	1.2	0.3	—	0.5	0.4	—	0.7

资料来源：《中国统计年鉴》。

Source: *China Statistical Yearbook.*

注：2020 年 80～84 组人口构成系 80 岁以上人口构成。

Note: The population composition of groups 80 ～ 84 in 2020 is that of the population over 80 years old.

6 岁及以上人口受教育程度
Educational Level of the Population Aged 6 Years and Above

指标 Indictor	2010	2015	2018	2019	2020	2021
绝对数 / 万人 **Total Population/10000**						
大专及以上 Junior College and Above	11964	17623	17912	18183	21836	24997
高中和中专 Senior Secondary and Secondary Technical School	18799	21740	22662	22780	21301	22082
初中 Junior Secondary School	51966	50670	49135	49008	48716	46044
小学 Primary School	35876	34664	32574	32799	34966	34586
文盲人口 Illiterate	5466	6427	6815	7010	3775	4838
每十万人口 / 人 **per 100000 population**						
大专及以上 Junior College and Above	8930	12820	13875	14011	15467	18859
高中和中专 Senior Secondary and Secondary Technical School	14032	15815	17554	17553	15088	16660
初中 Junior Secondary School	38788	36861	38061	37762	34507	34738
小学 Primary School	26779	25217	25232	25273	24767	26093
文盲率 /% **Illiterate Rate/%**	**4.1**	**5.4**	**4.9**	**4.9**	**2.7**	**3.7**

资料来源:《中国统计年鉴》。
Source: *China Statistical Yearbook.*

国内生产总值和财政收支

Gross Domestic Products, Government Revenues and Expenditures

年份 Year	国民总收入 / 亿元 Gross National Income/ 100 Million Yuan	国内生产 总值 / 亿元 GDP/ 100 Million Yuan	人均国内 生产总值 / 元 GDP per Capita/ Yuan	一般公共预 算收入 / 亿元 General Public Budget Revenue/100 Million Yuan	一般公共预 算支出 / 亿元 General Public Expenditure/ 100 Million Yuan
2010	410354	412119	30808	83102	89874
2015	683391	685993	50028	152269	175878
2016	737074	740061	53680	159605	187755
2017	820099	820754	59201	172593	203085
2018	896916	900309	64644	183360	220904
2019	988458	990865	70892	190382	238874
2020	1008782	1015986	71447	182895	245588
2021	1133518	1143670	80976	202539	246322
2022	1197215	1210207	85698	203703	260609

资料来源:《中国统计年鉴》《中国统计摘要》。下表同。
Source: *China Statistical Yearbook* and *China Statistical Abstract*. The same for the table below.

居民消费价格与商品零售价格指数（上年 =100）

Consumer Price and Retail Price Index (Preceding Year =100)

指标 Indictor	2010	2015	2018	2020	2021
居民消费价格指数 Consumer Price Index	103.3	101.4	102.1	102.5	100.9
＃医疗保健 Health Care	103.3	102.7	104.3	101.8	100.4
＃医疗保健服务 Health Care Services	100.9	102.7	104.3	102.3	100.8
商品零售价格指数 Retail Price Index	103.1	100.4	101.9	101.4	101.6
＃中药及中成药 Traditional Chinese Medicine and Patent Medicine	111.1	102.6	105.7	102.5	101.7
＃西药 Chemical Medicines	101.0	102.2	105.1	100.1	98.7

注: 2022 年居民消费价格指数为 102.0, 其中医疗保健为 100.6。
Note: In 2022, the consumer price index is 102.0, the health care services price index is 100.6.